自費診療のための
ステップアップ
審美修復

●編著
井上　優
荒木　秀文
泥谷　高博

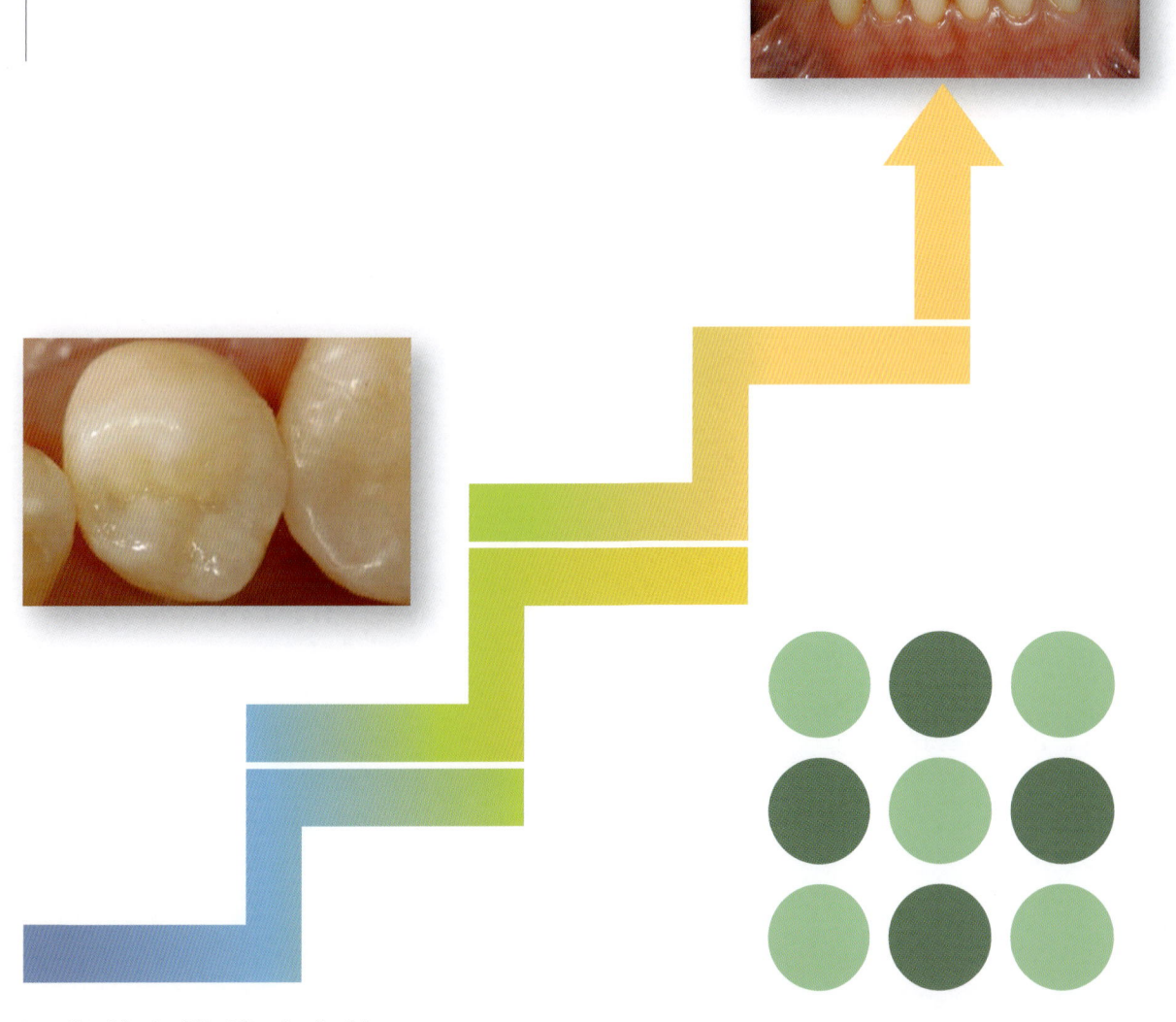

医歯薬出版株式会社

This book was originally published in Japanese
under the title of:

JIHI SHINRYO-NO-TAME-NO
SUTEPPU APPU SHINBI SYUHUKU
(Step up aesthetic restoration treatment for own expense medical examination and treatment)

Editors :
INOUE, Yu, et al.
INOUE, Yu
 Yu・Inoue Dental Clinic

© 2015 1st ed.

ISHIYAKU PUBLISHERS, INC.
 7-10, Honkomagome 1 chome, Bunkyo-ku,
 Tokyo 113-8612, Japan

序

　歯には機能的な側面と審美的な側面があり，ともに心身の健康のためには重要な要素です．しかしながら，健康保険制度での治療は機能的な治療に偏重しがちで，審美的な治療を行うには限界があります．この保険制度の影響もあり，わが国ではいまだに機能が優先され，審美を追及することを遠慮してしまう風潮が残っています．これは，歯科医療サイドにも患者サイドにもいえることで，「きれいにしたい＝贅沢，はずかしい」という感覚が，審美修復を手掛けて何年もたつ私たちにも理解できてしまいます．しかし，審美的な側面もかなえられてこそ，真の健康といえるのではないでしょうか．

　私たちは，審美を追求していくためには，まず1本のCR修復を極めることが不可欠だと考えています．CRを審美的に仕上げるためには，接着とMIのコンセプト，色の基礎，歯の解剖学的形態，口元や顔貌との関係など，審美修復で習得しておくべきすべての事項に熟知していないと満足のいく結果が残せないからです．そして，それらの知識をもとに，実際に狭い窩洞内で目標とする審美を表現する「技」も必要です．審美修復のレベルアップには，一見，地味に思えますがCR修復を極めることが近道なのです．決して大袈裟ではなく，ほかの修復処置（セラミックインレー，オールセラミッククラウンなど）は後からついてきます．

　また，CR修復は，患者に素早く結果を伝えることができる治療なので，CR修復を1歯成功させれば，早い段階で患者の信頼を得ることができます．口腔内全体に及ぶ治療（フルマウスリコンストラクション）に繋がることも実際に経験してきました．1窩洞を大事に治療している空気は，必ず患者に伝わり感動を与えます．

　本書は，『歯界展望』123巻4号～124巻2号（2014年4～8月号）で連載された「自由診療を目指す！CR成功に導く10のポイント」に大幅な加筆をし，審美修復をスムーズに導入するために必要最低限押さえておかなければいけない知識とテクニックを，前半のCR修復と後半のセラミック修復に分けてやさしく具体的に解説しています．臨床におけるなんらかのヒントになれば幸いです．

2015年6月

井上　優
荒木　秀文
泥谷　高博

巻頭カラー

ここまでできる審美修復

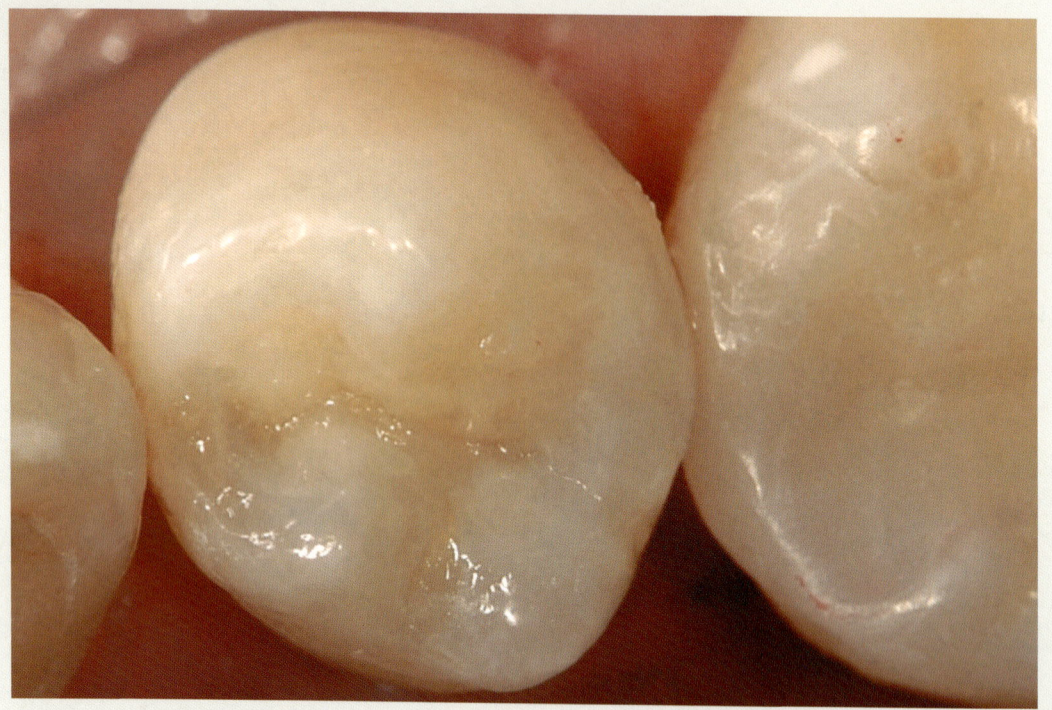

● CR

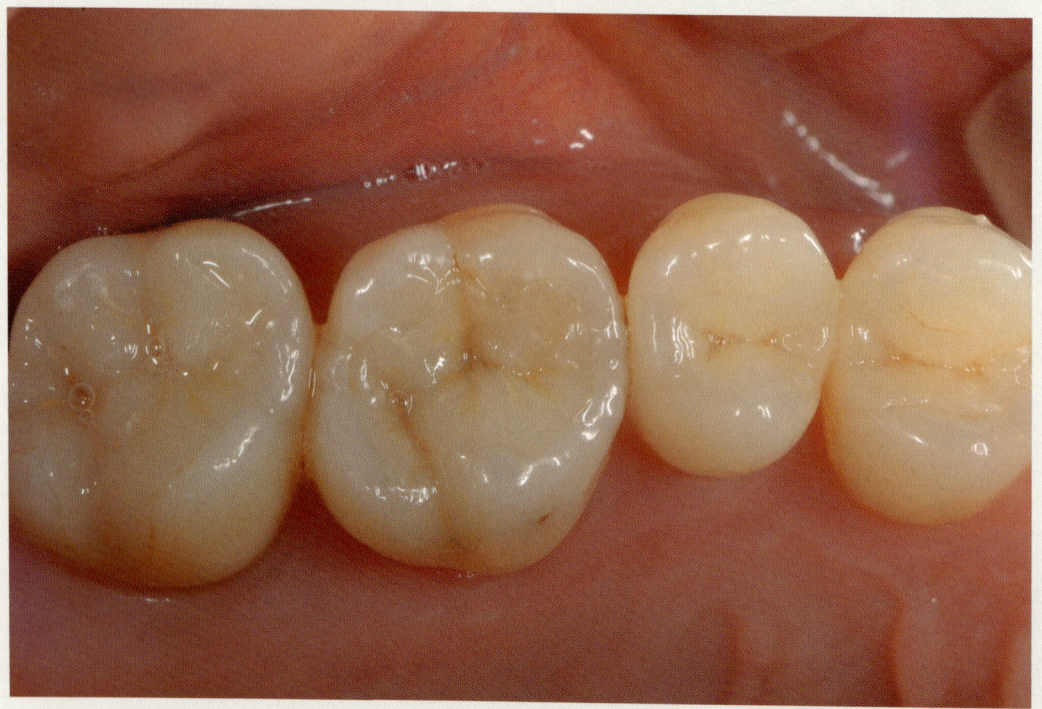

● セラミックインレー

巻頭カラー

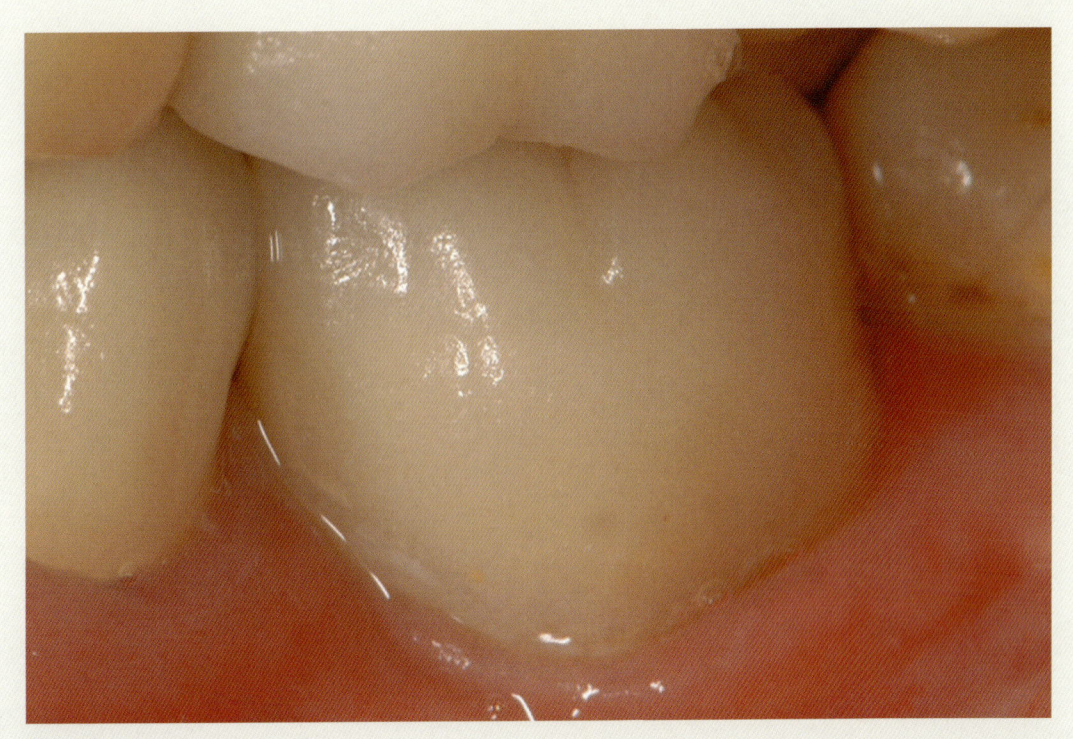

●セラミックアンレー

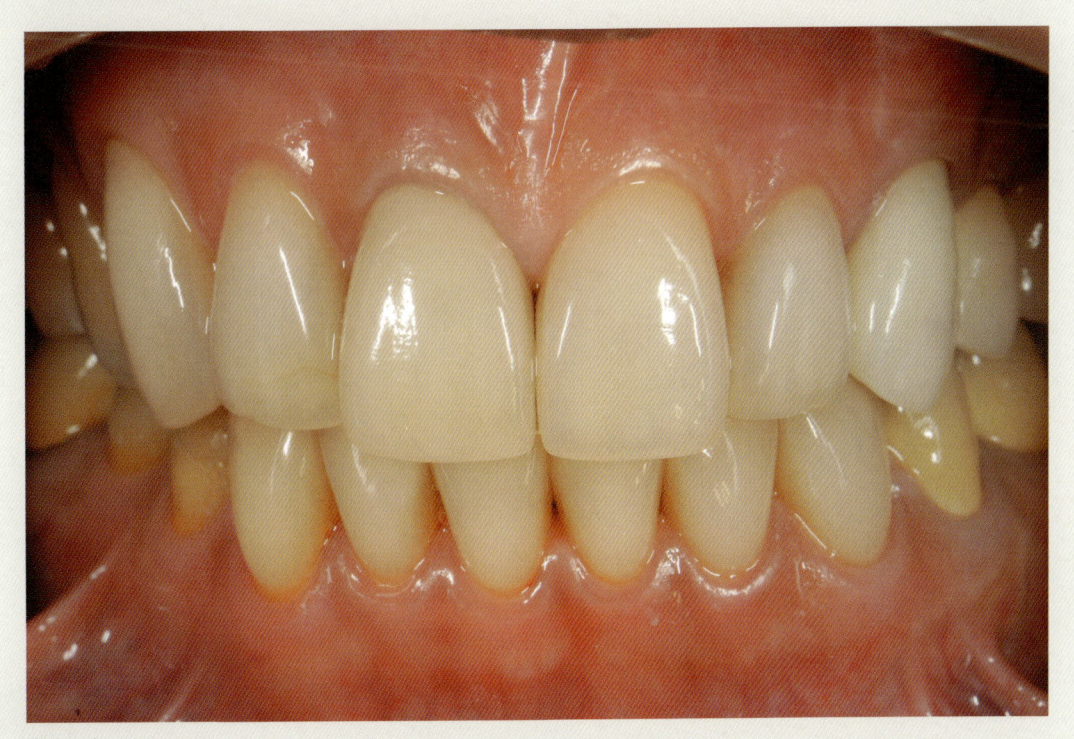

●ラミネートベニア

自費診療のための
ステップアップ審美修復
CONTENTS

巻頭カラー　ここまでできる審美修復 …………………………………………………… iv

第1編 審美修復を成功させるために CR修復からセラミック修復へ …………… 1

①なぜCR修復から始めるか ……………………………………………………………… 2
②審美修復を成功させる歯科医院づくり ……………………………………………… 4
column 1　患者が親しみやすい歯科医院の設計を考える ……………………… 6
column 2　開業成功の鍵を握る歯科医院の新しいビジネスモデルを知る ………… 8

第2編 CR修復 おさえておきたい⑩のポイント …………………………………… 9

編著者鼎談：
自費診療によるCR修復の勧め方—歯科医院によって，アプローチの方法は違う……… 10
1. 適切なコンサルテーションを行うためには？ ……………………………………… 12
2. 色合わせのポイントは？ ……………………………………………………………… 14
3. やさしいケースと難しいケースをどう見極めるか？ …………………………… 16
4. 難しいケースをどうするか？ ……………………………………………………… 18
5. CR修復におけるホワイトニングの効果とは？ …………………………………… 20
6. 前処置としての歯周基本治療，PMTCの目的は？ ………………………………… 22
7. プレパレーションのデザインはどうするか？ …………………………………… 24
8. メインテナンス時のリペアのポイントは？ ……………………………………… 26
9. 根面齲蝕へのCR応用のポイントは？ ……………………………………………… 28
10. 器材はどうそろえるか？ …………………………………………………………… 30
column 3　フロアブルレジンの昔といま ………………………………………… 32

第3編　CR修復の臨床例 ……33

1. Ⅰ級 ……34
2. Ⅴ級 ……38
3. 外傷への対応（Ⅳ級，Ⅵ級） ……42
4. 歯間空隙の閉鎖 ……46
5. 歯冠幅径の回復 ……50
6. キャラクタライズ ……54
7. 形態の変更（セミダイレクト） ……58
付. ホワイトニング ……62
column 4 モックアップを活用する ……66
column 5 ラバーダムの有用性 ……67

第4編　セラミック修復 おさえておきたい❿のポイント ……69

1. 色合わせのポイントは？ ……70
2. やさしいケースと難しいケースをどう見極めるか？ ……72
3. 診断用ワックスアップの活用法は？ ……74
4. セラミックインレーのデザインは？ ……76
5. セラミックアンレーのデザインは？ ……78
6. ラミネートベニアの形成の方法は？ ……80
7. セラミックスの接着の仕組みは？ ……82
8. セラミックスの接着のポイントは？ ……84
9. メインテナンス時の注意点は？ ……86
10. 器材はどうそろえるか？ ……88
column 6 CR修復とセラミック修復の違い ……90

第5編　セラミック修復の臨床例 ……91

1. インレー・アンレー ……92
2. アンレー ……96
3. ラミネートベニア（審美障害への対応） ……100
4. ラミネートベニア（外傷への対応，サンドウィッチテクニック） ……104

第 1 編 | 審美修復を成功させるために CR修復からセラミック修復へ

第1編
審美修復を成功させるために CR修復からセラミック修復へ

①なぜCR修復から始めるか

「審美を極めたい」と思ったら，まずは1歯のCR修復を正しくきれいに仕上げることにこだわってみましょう．

　CR修復を成功させるためには，まず確実な接着が求められます．直接法であるCR修復では，確実な接着を得るための前準備として歯肉のコントロールが不可欠です．血液や滲出液が混入すると，脱離や経年的な変色につながるためです．また，修復直前には，隣在歯も含めて接着阻害因子であるプラークを完全に除去しておく必要があります．一見，きれいにみえる歯面でも，バイオフィルムは必ず形成されているからです．これらはセラミック修復の場合も同様のため，CR修復における確実な接着をマスターすれば，セラミック修復にも役立ちます．

　窩洞形成では，接着法の確立により従来の保持形態が必要なくなりました．接着に有利なエナメル質をなるべく残すように，MIバー，カリエスチェック，マイクロスコープを用いて慎重に形成します．「エナメル質を残す」ということがポイントです．なるべくエナメル質の範囲内にマージンを設定するという考え方は，セラミック修復にも通じるものです．

　実際の接着操作では，現在はワンステップシステムが主流となっていますが，筆者らはツーステップ，スリーステップシステムに準じて，エナメル質に対してリン酸によるエッチングを行っています．さまざまなシステムがあり複雑に感じますが，どのシステムも脱灰，象牙質の疎水化と改質，接着という3つの過程が組み込まれていることがポイントです．セラミック修復でも同様です．

　CR修復では，Ⅰ級窩洞やⅤ級窩洞などの簡単な場合でも，以上の一つひとつの過程を正しく理解して行うことが大切です．そうするとセラミックインレーやラミネートベニア，オールセラミックスの形成や接着もこの延長線上にあることがわかり，接着修復の全体像がみえてくるはずです．「歯をなるべく残したい」というシンプルな考え方で，迷うことなくどんなケースにも対応できるようになっていきます．CR修復は，接着修復の概念を思考回路に組み込むのにもってこいの処置なのです．

　さらに，アドバンスなⅥ級窩洞やダイレクトベニアに取り組むためには，歯の色や形態，CRの特性を熟知し，これらの知識をもとに狭い窩洞内で審美を実現する「技」も必要になります．おのずと審美眼が鍛えられ，セラミック修復もレベルアップするはずです．

　なぜCR修復から始めるとよいのか──それは審美修復をマスターするための近道だからです．

CR修復を成功させるためには？

↓

- 接着を理解する．
- エナメル質を残す形成に慣れる．
- 接着操作に慣れる．
- 歯の色や形態を熟知する．
- 歯の色や形態を再現するテクニック（技）を得る．

↓

接着修復の全体像がみえる．MIのコンセプトが理解できる

↓

セラミック修復のコンセプトも理解できる

↓

審美修復のレベルアップ！

第1編

審美修復を成功させるために　CR修復からセラミック修復へ

②審美修復を成功させる歯科医院づくり

患者は何を求めて歯科医院を訪れると思いますか？
問診時に患者が訴える「とりあえずそこだけ」を鵜呑みにしていませんか？

あえて断言しますが，患者の大半（時間的・経済的な制約がある人や健康に対する価値観が小さい人は除く）は，本心ではきちんとした治療を希望しています．普通の人なら，「健康でありたい」（審美修復においては「きれいにしたい」）と願うに決まっているからです．それなのに「とりあえずそこだけ」といってしまう背景には，未知のことへの不安や恐怖心があるようです．

誰だって初対面の人に何もかもを打ち明けられないのは当然です．したがって，プロであるわれわれは，本心ではない「とりあえずそこだけ」に翻弄されず，本当の希望——きちんとした治療をしてほしい——を引き出す必要があると思います．そのためには，安心して治療を受けられるような雰囲気づくり（清潔感，BGMなど），スタッフの接遇の向上（笑顔，身だしなみなど），治療内容のわかりやすい提示（ホームページ，ツールの使用など）などの環境づくりが大切です．

また，現在の歯科医療のレベルを患者が理解していない場合もあります．たとえば，接着修復の確立によりMIでの審美的な修復が可能になっていることをお知らせしていくためには，スタッフとともに患者の価値観に踏み込んでいく必要があります．これがコンサルテーションです．そのためには，日々の勉強と情報収集が大切です．自分たちが学び得たコンセプトを，大事な患者にだからこそ率直にぶつけてみましょう．この働きかけが患者との新しい信頼関係を生みだし，歯科医院を活性化させます．

コンサルテーションは，「さあ，今日から始めよう」といって急にできるものではありません．コンサルテーションには膨大なエネルギーが必要になります．まずは，ミーティングに可能な限りの時間を割きましょう．図1に優・井上歯科クリニックでのコンサルテーションに関わるミーティング内容を挙げていますが，ミーティングに慣れないうちは，その日に来院する患者のために必要な情報の共有を最優先に考えていくのがコツです．

そして，マニュアルを作成することも必要です．マニュアルはオリジナルのものをつくりましょう．ミーティングの内容をマニュアルにしていくのがとても効率的です（図2）．

患者の価値観と歯科医院のコンセプトを揃え，自分のやりたいことを伸び伸びと行える環境をつくれると，自然と患者も増えて経営は安定します．これは単なる理想ではなく，成功への近道だと思います．

▲ 優・井上歯科クリニックにおけるミーティングの内容と，コンサルテーション用ツールやマニュアルができるまでの流れを動画で再現しています．

・当日にアポイントのある患者の詳細な情報の共有
・明日以降にアポイントのある患者の詳細な情報の共有
・セミナーなどで得た情報の共有⇒マニュアルの作成
・新しい器具・材料の使用方法などの共有⇒マニュアルの作成
・その日に起こった問題点の抽出と解決策⇒マニュアルの作成
・マニュアルの読み合わせ⇒マニュアルの修正

図1 コンサルテーションのためのミーティングの内容

ミーティング
（例：CR修復時のマイクロスコープの動画の撮影に失敗した．設定を間違えていた）

↓

ミーティングの内容をマニュアル化
（例：マイクロスコープの動画設定のマニュアルを作成）

↓

ミーティング
（例：今度はアシストがスムーズにできなかった）

↕

実習

↕

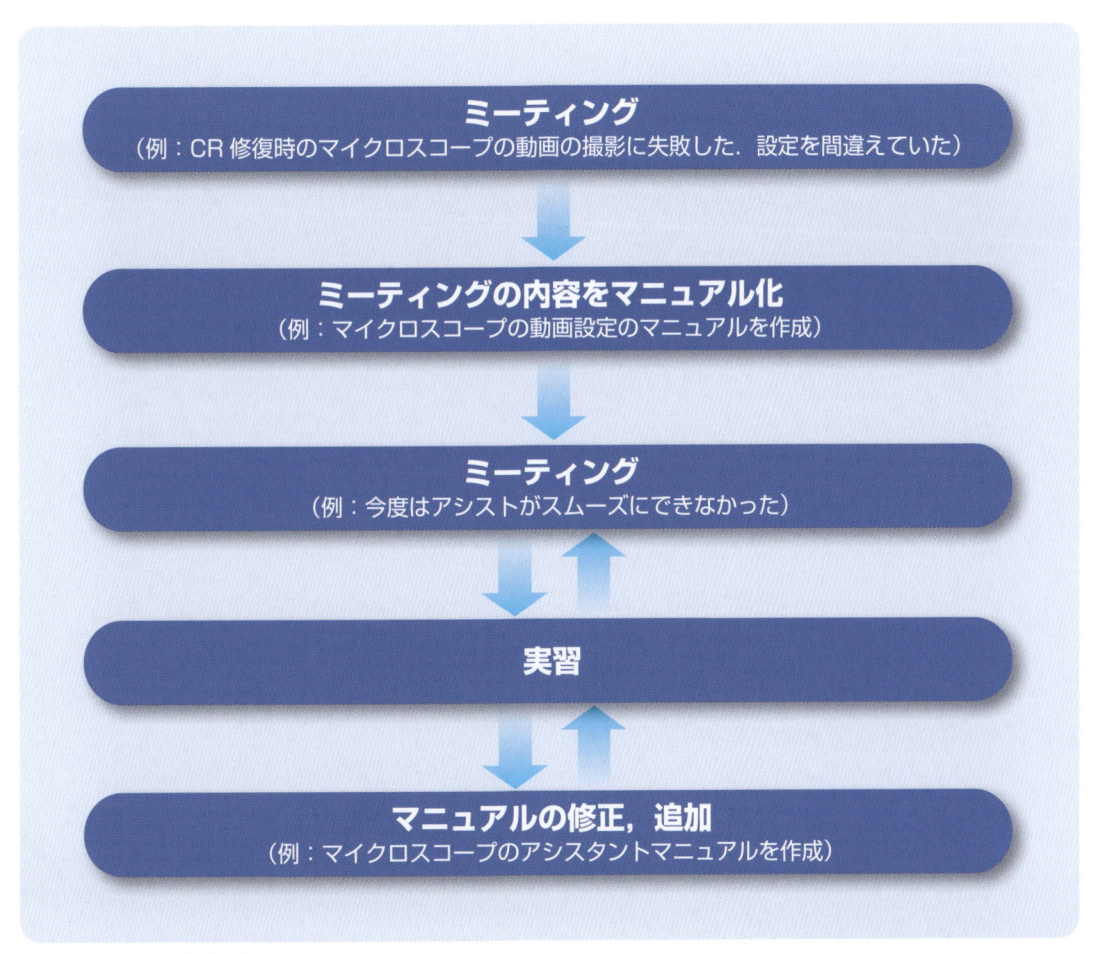

マニュアルの修正，追加
（例：マイクロスコープのアシスタントマニュアルを作成）

図2 マニュアル作成の流れ

column 1

患者が親しみやすい歯科医院の設計を考える

患者がリラックスでき，安心して治療を受けられるような雰囲気をつくるためには，
歯科医院のデザインも大きな要素となります．
ここでは，数々の歯科医院の建築を手掛けている建築士に，個性的なデザインの歯科医院を紹介してもらいます．

医師が患者に話しかけるように，
建築が街に語りかけてほしいと願って私たちは設計をしています

設計機構ワークス
坂口 佳明
福岡市中央区大手門 1-4-11
www.cafeworks.com

　市街化調整区域で放置されていた農地を開発して建てられた歯科医院です．目の前を川が流れ，東に山を眺めます．そっと置かれた木造の屋根の下に開放的な診療空間をつくりました．お年寄りの多い地域柄もあり，駐車しやすく，アプローチしやすいことを優先して設計しました．明るくて親しみやすい表情の歯科医院ができました（福岡県筑紫野市）．

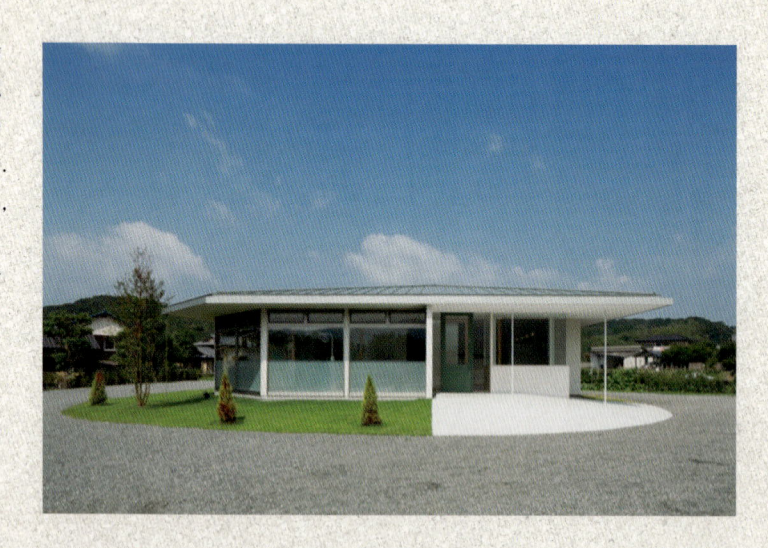

　佐賀城址の近くにある古い商店街の通りに建つ歯科医院です．通り沿いの大楠と，赤松と池のある庭園と，文化財指定の武家屋敷門が残る歴史的環境のなかに，若い歯科医師の診療に対する情熱をさりげなく示すことを意図しました．古い門の向こうに子どもたちの待合スペースが置かれていて，商店街を行く人の目を和ませています（佐賀県佐賀市）．

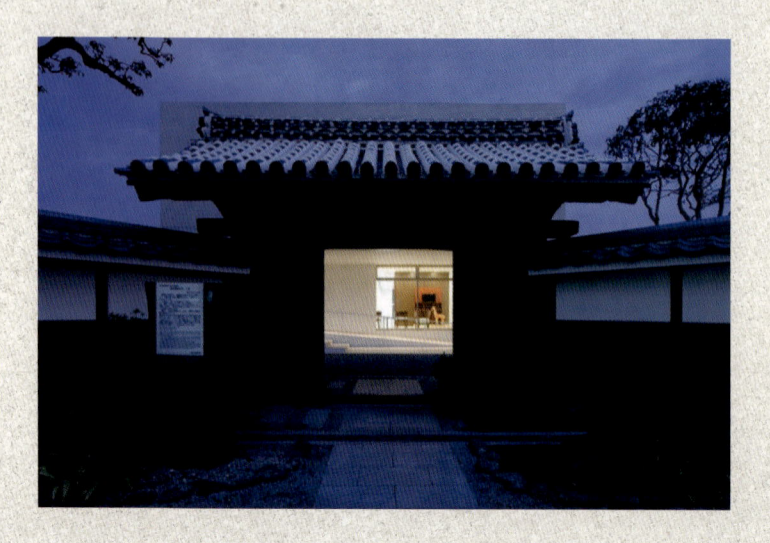

博多駅合同庁舎近くの新しいオフィスビルの1階で，通りに面してテナント開業した歯科医院です．硬質なオフィスビルのガラスの向こうに，曲線で構成した木製家具のインテリアが佇んでいます．あたたかくてやわらかな歯科医師の笑顔が，通りを静かに見守っているようです（福岡県福岡市）．

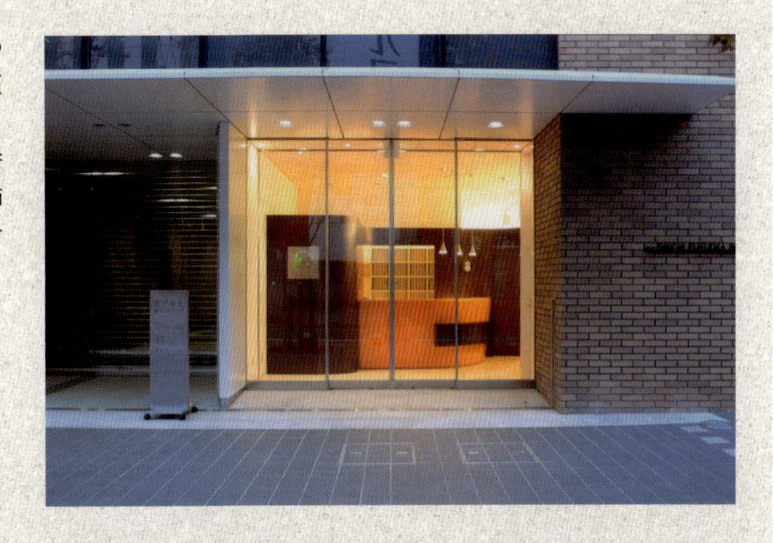

　道路沿いに建つ住居併用の歯科医院です．1階ピロティーが駐車場で，2階が診療空間になっています．患者の動線のすべてが通りからみえるように計画しました．駐車場は表通りから裏道へ通り抜けることができ，車路沿いには四季の花が患者を迎えます．通りに沿ってゆるやかに設計された外部階段を上がると，待合室から予防診療へ入る動線は表通りに面していて，一般と特別診療への分離動線は隣地の空地沿いに開放されています．敷地条件から診療空間を2階につくる場合，階段を上がる抵抗を減らすだけではなく，それを楽しめることができれば理想的です．診療空間を訪ねる人を迎える歯科医師のやさしい気持ちを建物に表現させたいと思いました（福岡県春日市）．

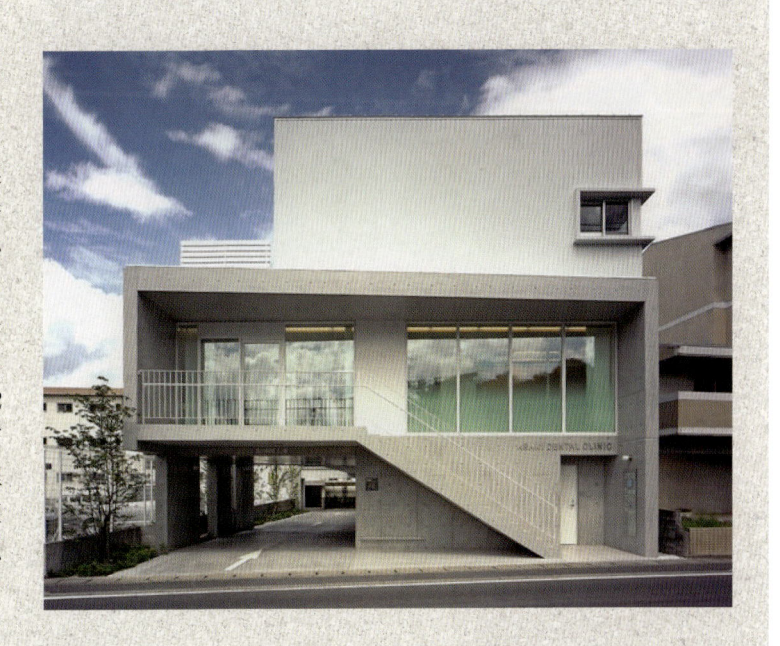

建物が街に語りかけ，街がそれに呼応しながら，私たちの街が豊かになってゆくのです．

column 2

開業成功の鍵を握る
歯科医院の新しいビジネスモデルを知る

有限会社　Willmake143
田中 健児
福岡県大牟田市不知火町 2-1-6

　銀行・証券・保険といった金融機関や自動車産業，外食産業などのあらゆる業界で，超高齢社会に対応できるビジネスモデルの模索が始まっています．「勝ち組」といわれている企業の，成功体験に裏打ちされたビジネスモデルでさえ，ゼロベースでのビジネスモデルの見直しを迫られているのです．超高齢社会の到来による事業環境の変化や顧客ニーズの変化に，従来のビジネスモデルが通用しなくなるという危機感からです．

　医療・介護分野のビジネスモデルも例外ではありません．団塊の世代のすべてが後期高齢者になる 2025 年を見据えながら国が構築を進めている「地域包括ケアシステム」に対応できるように，すでに医科では準備を始めています．アンテナの高い医療法人は，地域包括ケアシステムにどう関わっていくのかを真剣に考えながら，2018 年の診療報酬・介護報酬のダブル改定をにらんで医師の求人を変えつつあるというレポートもあるくらいです．専門性をもちつつ，在宅医療においてジェネラルに対応できる医師を早くから確保するねらいがあります．

　医科のビジネスモデルの見直しの多くは，「病院完結型，診療所完結型から地域完結型へ」をキーワードに進められています．超高齢社会の医療は，病気と共存しながら QOL の維持・向上を目指し，住み慣れた地域や自宅での生活のために地域全体で支えるシステムにしていかなくてはならないからです．歯科においても，「医療」と「介護」を分けて考えるのではなく，地域包括ケアシステムのなかでシームレスにとらえて患者の食の支援をしていくほうが患者の共感を得られます．

　しかし，従来型の歯科医療のビジネスモデルを続けることに対して危機感の薄い歯科医師が大勢いるのが現実です．ここに，これから開業を目指す人にとってのチャンスが潜んでいます．では，どこで新しい時代の歯科のビジネスモデルを学ぶことができるでしょうか？　開業ノウハウだけのひも付き開業セミナーには期待できません．そこで，最近では自力で「未来院長塾」を開催しようという動きもあります．

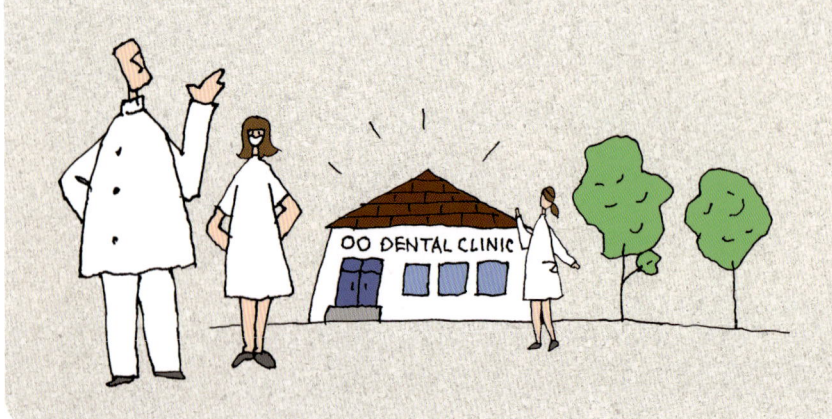

第2編 | CR修復 おさえておきたい10のポイント

編著者鼎談
自費診療によるCR修復の勧め方
―歯科医院によって，アプローチの方法は違う

荒木：CR修復は診療報酬の制度にも組み込まれていますが，「プチ自費診療」として診療システムに組み込むことができれば経営上もメリットがあります．それぞれの歯科医院ごとにコンサルテーションの方法は違うと思いますが，ここでは読者の参考になるように，編著者3名の歯科医院における考え方と説明（コンサルテーション）の方法を紹介してもらおうと思います．

泥谷：われわれの3歯科医院は立地条件や患者層も違いますので，それぞれに適した方法があるように思います．荒木先生の歯科医院は郊外の住宅街にあり，外観もおしゃれで高級そうなイメージを受けます（p.7参照）．井上先生の歯科医院は都心にあり，自費診療が標準的で患者も審美に関心のある層が集まってきます．そして私の歯科医院はテナントのいわゆる「歯科医院」的なイメージで（笑），患者は若いサラリーマンが多く，「自費率」も低めです．

荒木：三者三様ですから参考になるとよいですね．泥谷先生はCR修復を自費診療に導入するようになったのはいつからですか？

泥谷：約10年くらい前からです．大臼歯のI級窩洞やII級窩洞は保険診療での修復と差別化しやすいので，勧めると患者も自費での修復を選択することが多いですね．IV級窩洞やVI級窩洞でマルチレイヤリングやステインが必要な症例も自費になりやすいです．ただ，前歯部のIII級窩洞は保険診療との違いがわかりにくいためか，自費へのハードルは高いと感じます．

井上：そういう患者に対して，泥谷先生はどうやって勧めているのですか？

泥谷：保険診療では難しい，色調表現でのクオリティをアピールしています．それを理解してもらえると自費を選ぶようになりますね．臼歯部のII級窩洞は，すでにメタルインレーが装着されている場合は適応が難しいのですが，隣接面齲蝕などで初めて修復する場合（バージンティース）は積極的に勧めるようにしています．一部を自費のCRで修復すると，他の部位も自費を選ぶようになります．

荒木：臼歯部はバージンティースのみに勧めるというところがポイントでしょうか．MIの観点ですね．メタルインレーが装着されているところをCRに置き換えることはないと……．

泥谷：そうですね．CAD/CAMを導入しているので，メタルインレーの再修復は間接修復で行っています．

荒木：井上先生のところはどうですか？

井上：私のところは前歯部が多いですね．保険と自費での修復の違いを説明すると自費を選ぶ人が圧倒的に多いです．前歯部は2～3万円ですが，これくらいの価格だととっつきやすいのかもしれません．

荒木：患者への説明は先生がやっているのですか？

井上：いいえ，私の歯科医院では患者への説明（コンサルテーション）は歯科衛生士や歯科助手が行っています．保険と自費との違いやそれぞれの利点・欠点を理解していて，PowerPoint®などを使って説明してくれます．

泥谷：私も以前は自分でやっていたのですが，ここ2～3年は歯科衛生士が進んでやってくれるようになりました．歯科衛生士が勧めたほうが受け入れられやすいのか，前歯部でも自費を選ぶ人が多いですね．

荒木：歯科衛生士のほうが「お金のにおい」がしないですからね（笑）．私のところも基本的には歯科衛生士がやっていて，歯科医師が行うのは難易度が高いときや患者が困っているときだけです．

泥谷：井上先生，具体的にはどのような説明をしているのですか？

井上：時間をかけてレイヤリングや研磨が行えるために色調，形態，寿命が違うことなどを，術前・術後の写真を用いて説明しています．

荒木：泥谷先生も井上先生もクオリティをアピールしているようですが，井上先生のところではツールを使用して具体的に説明しているのが違いですかね．

泥谷：井上先生の方法は参考になります．スタッフ教育やトレーニングがしっかりなされているのでしょうね．

荒木：ツールという意味では，私のところはマイクロスコープを導入したことで自費診療における差別化に活用しています．拡大視野での治療が行えることで，患者は納得して自費を選びますよ．

井上：私の歯科医院も最近，マイクロスコープを導入しました．それによって自費が増えたということはない

ですが，マイクロスコープでの画像をみせると，患者も手間がわかって納得しやすいようです．

自費診療において知識と技術は不可欠

荒木：説明（コンサルテーション）にはどれくらいの時間をかけていますか？

泥谷：基本治療が終わって全体的なカリエスチェックを行うときに5分程度で説明するようにしています．大事なことは伝えないといけませんが，あまり長いと「営業トーク」のように感じられてしまいますので……．

荒木：先ほど井上先生から，前歯部のCR修復は2〜3万円との紹介がありましたが，泥谷先生はいかがですか？ 私はⅡ級，Ⅲ級，Ⅴ級窩洞は1万5千円で，大臼歯はハイブリッド型レジンとの兼ね合いで3万円に設定しています．

泥谷：前歯部も臼歯部も1窩洞3万円に設定しています．ハイブリッドインレーよりも高くしていますが，私は歯を守ることを考えるとCRのほうがよいと思っています．実際，治療にかかる時間もCRのほうが長いですしね．

井上：それだけの金額を出してもらいながら自信をもって自費を勧めるためには，テクニック（技術）が必要ですよね．

泥谷：そのとおりです．保険診療との材料の違いだけでクオリティの低い修復を行っている人も見受けられますが，患者も情報をもっているので結果的に信用を失うことになります．

荒木：国民皆保険でCR修復も保険診療で行えるから，クオリティを上げていかないと患者も不幸ですよね．適当に充塡しただけでは，「CRは色が悪い」という認識も蔓延してしまいます．自費診療を行おうと思ったらしっかりとした知識と技術が不可欠なこと，CRはその第一歩であることを強調しておきたいと思います．

泥谷：これから始める人は，写真を撮ることとオリジナルのツールをつくって説明することが大事でしょうね．自分なりに丁寧にやった症例を術前・術後で積み上げていくことで，技術の向上に繋がっていきます．

CR修復のメリットと注意点

荒木：ところで，CR修復のキーワードは何だと思いますか？

泥谷：MI，つまり，あらゆる治療のなかで一番歯を削らないことではないでしょうか．

荒木：「後戻りができる」ということもありますよね．

泥谷：そうですね．それからリペアも可能です．しっかりと接着ステップを踏めば劣化も少ないので，齲蝕がなければ部分的なリペアで10年以上もちます．

荒木：「リプレース」ではなく「リペア」というのが大きいですね．では，CR修復において注意していることは何でしょうか？

泥谷：最近はありませんが，歯面の乾燥による明度の変化で色が合わず，術者も患者も疲れたという失敗を経験したことがあります．チェアタイムは重要で，限られた時間のなかでクオリティの高いものができるようにする必要があると思います．私はあまりCRにマイクロスコープは使いませんが，マイクロスコープを使って時間が延びるということにも注意したほうがよいですね．

井上：難しいケースだということに気づかずに取り組んでしまうと失敗します．どうやっても色が合わないケースもありますが，最近では限界がわかるので，「やってダメな場合は別の方法を考えましょう」というアプローチをしています．

泥谷：万能な修復方法はないので，CRでダメな場合はラミネートベニア，というようなことを想定しながらやらないとトラブルになりますね．

井上：そういったことも最初に説明するようにしています．

荒木：Ⅳ級やⅥ級は形と色の両方を満足させるのが難しいので，Ⅲ級やⅤ級からステップアップしていくとトラブルも減るでしょうね．本編と第Ⅲ編ではCR修復を成功に導くポイントをコンパクトにまとめていますので，一読して審美修復治療への足がかりにしていただきたいと思います．

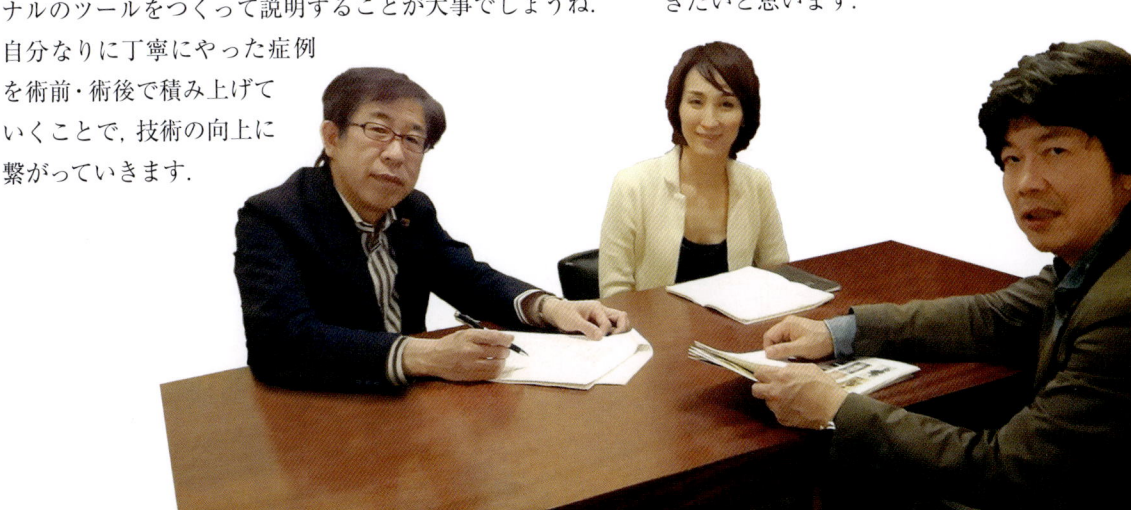

第2編
CR修復 おさえておきたい ⑩ のポイント

Q1 適切なコンサルテーションを行うためには？

A
- 適応症を診断し，ツールを用いて「接着」，「MI」のメリットを伝える．
- 治療計画変更の可能性を予測し，踏み出す勇気・やり直す勇気をもつ．

　CR修復のコンサルテーションを行う前に，まずは適応症を正しく診断する必要があります．適応症（図1）に関してはさまざまな意見がありますが，現時点での自分のコンセプトを明確にしておくべきでしょう．そして適応症だと診断したらコンサルテーション開始です．

　CR修復に際して患者に説明する項目は図2のとおりです．ツールや画像を用いてわかりやすく提示し，また，自分だけでなく歯科医院内のスタッフ全員が同じことを説明できるようにしておきましょう（図3）．

　われわれは，接着による修復に携わるうえで，低侵襲性の処置を選択したいという信念をもっています．CR修復のコンサルテーションの山は，「接着」「MI」というメリット（図4）を伝えることです．ただ，あくまでも「適応範囲内で」ということを忘れてはいけません．

　治療計画を立てる際には，まだ自信がない処置，たとえばダイレクトベニアを患者が希望したときは，逆にチャンスだと思ってチャレンジしてみましょう．無謀な取り組みはよくありませんが，ちょっとだけ背伸びすることは，ステップアップに繋がります．

　一方で，慎重さも大切です．たとえば，ラミネートベニアに変わるなどの治療計画の変更の可能性を予測し，説明しておくことも必要です．その際に新たにかかる費用や治療期間の延長についてもくまなく説明しておくと，患者も安心して治療を受けることができます．はじめのうちは，冷静な判断ができずに「歯をなるべく残したい」という想いが勝ってしまい，つい適応範囲外の処置を引き受けて，失敗してしまうこともあるかもしれません．そんなときは，コンサルテーションをやり直し，潔く差額を被ることも必要です（図5）．

　コンサルテーションといっても難しいことではありません．歯を削る量が少ないのはどちら，よりきれいなのはどちら，予後がよいのはどちら——これがCR修復におけるコンサルテーションの基本です．まずは一歩踏み出してみましょう．

前歯部

齲蝕および破折
歯冠の1/3程度まで（欠損の理由が咬合でなく，外傷や齲蝕の場合）
歯肉縁まで（防湿下での接着や処置後の清掃が可能な場合は，縁下まで可）

捻転歯，正中離開，矮小歯　※患者の希望する審美レベルにもよる．
モックアップにより可能と診断できた場合

変色歯　※変色の程度や患者の希望する審美レベルにもよる．

臼歯部

咬合面齲蝕，隣接面齲蝕　※咬頭，辺縁隆線の欠損の大きさにもよる．

図1　CR修復の適応症（間接法でも可能な場合や，間接法のほうが好ましい場合も含む．術者のスキルなどの条件によっても変わる）

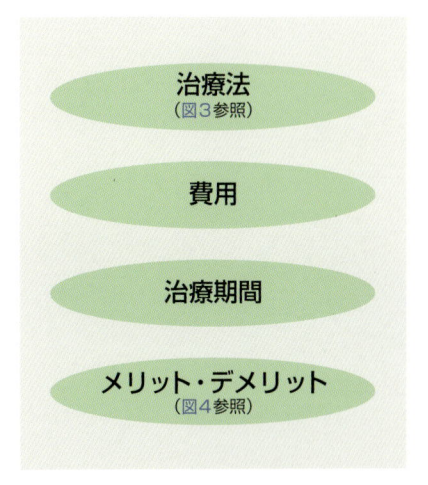

- 治療法（図3参照）
- 費用
- 治療期間
- メリット・デメリット（図4参照）

図2　CR修復における説明事項．ツールや画像を用いてわかりやすく提示し，スタッフも同じ説明ができるようにしておく．

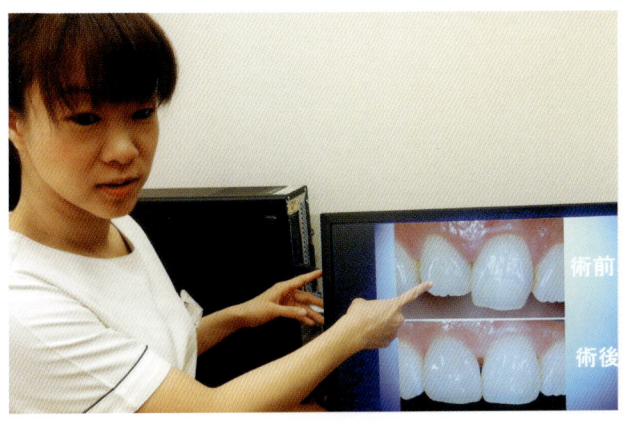

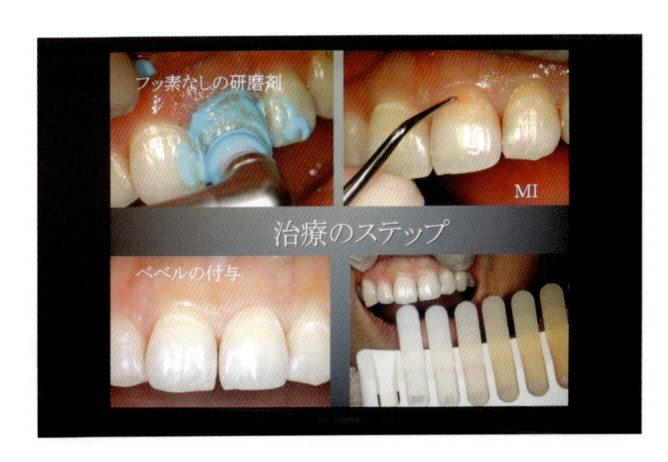

図3　CR修復の治療法の説明．写真を用いて説明を行う．

メリット
- 歯と接着する．
- 直接法で行える．
- MI治療となる．
- フェイルセーフである．
- リペア（修理）可能である．
- 天然歯に近い色調と形態を再現できる．
- 治療期間が短い．
- セラミック修復に比べて安価．
- 歯と同程度の硬さをもつ．

デメリット
- セラミックスに比べて審美性に劣る．
- 経年的に変色する．
- メタルに比べて強度が劣る．

図4　CR修復のメリット・デメリット

- 治療計画の変更を予測する．
- 変更の可能性を事前に説明する（費用，治療期間）．
- 診断ミスをしたら，潔くやり直す．

図5　コンサルテーションにおける注意事項

第2編 CR修復 おさえておきたい10のポイント

2 色合わせのポイントは？

A
- 歯の色のコンセプトとCRの特性を理解し，厚みにより明度と彩度をコントロールする．
- カメレオン効果やアナトミカルに歯の構造を再現する手法，ティントを用いた手法を駆使して目標の色に近づける．

色は，色相，明度，彩度の3つの要素の組み合わせで表現できます．まず，この3要素で歯の色を見られるようになりましょう．

① 色相：赤，青，緑のような，いわゆる「色味」．
② 明度：色の明るさ．審美修復における色合わせで最も重要な要素．
③ 彩度：色の濃さ，密度．

歯を表現する色の範囲は，色全体のなかのごく一部で（図1），さらにCR修復は部分的修復であるため，色合わせが非常に難しくなります．したがって，歯の色のコンセプトおよび歯の構造・形態と色の関係を理解する必要があります（図2, 3）．さまざまな要素をもつ歯の色を表現するために，CRの特性も知る必要があります（図4, 5）．

目標の色に限りなく近づけるためには，歯の色とCRの知識をもとに，テクニックを選択します．CRの透明性を利用して修復する歯の色になじませる（カメレオン効果）手法（図6）やレイヤリングによりアナトミカルに歯の構造を再現する手法（図7）のほか，陶材焼付金属冠のようにティントを用いて透明感などを表す手法（図7）も覚えておくとよいでしょう．

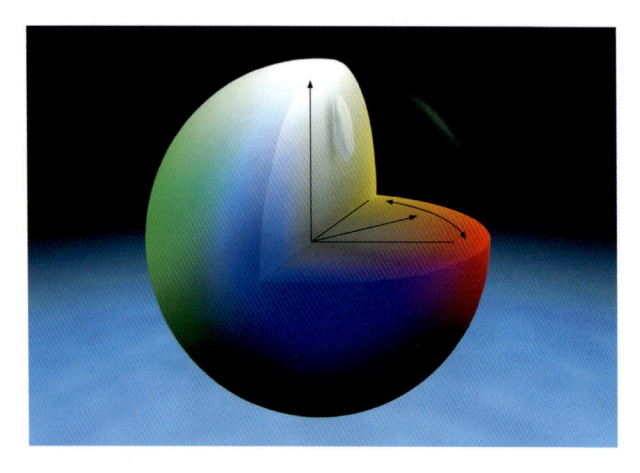

図1 色空間．歯を表現する色の範囲は色全体のなかのごく一部である（ビタシステム3D-マスターパンフレットより）．

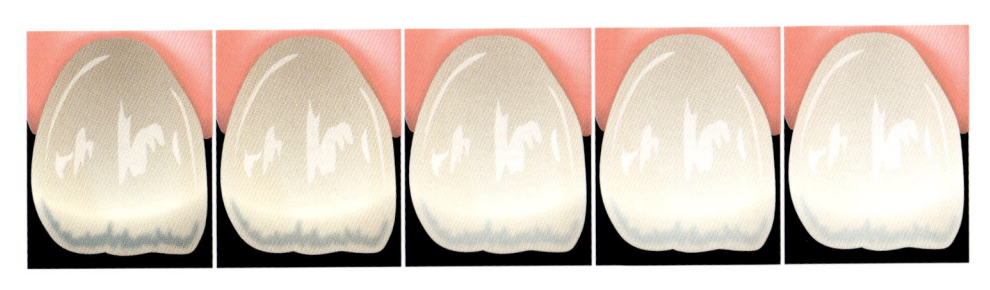

図2 歯の色の考え方①. 歯はエナメル質の厚みの影響を受けて明度が変化する. エナメル質が厚いほど（右に進むほど）明度が上がり, 内部の象牙質の色は遮断されて透明感がなくなり, エナメル質が薄いほど内部の象牙質の色が強く出る.

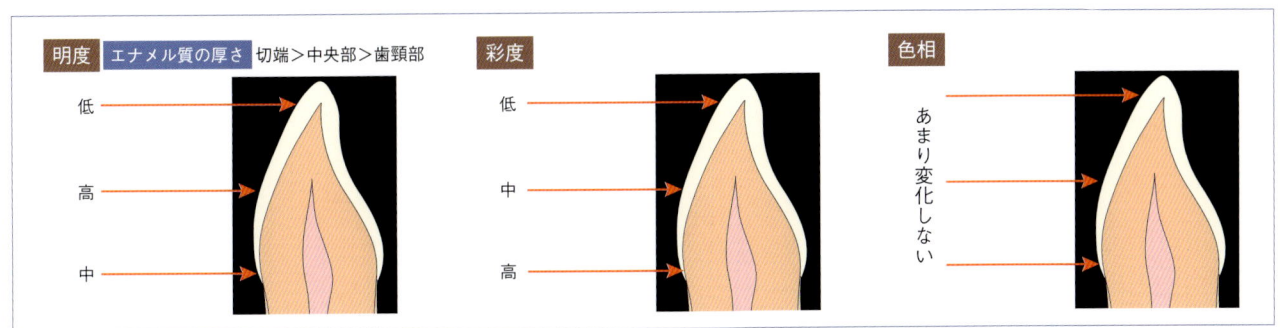

図3 歯の色の考え方②. 歯の歯頸部と中央部を比較すると, 中央部のほうが光を反射するので, 明度は高くなる. 一方, 切縁部は象牙質の裏打ちがないため, 光はエナメル質を透過して明度が最も低くなる. 彩度は, エナメル質の薄い歯頸部は象牙質の色味を強く反映するため高くなり, 切縁部は象牙質の裏打ちがないので低くなる. 色相は, 下地の象牙質の色に影響されるので, あまり変化しない.

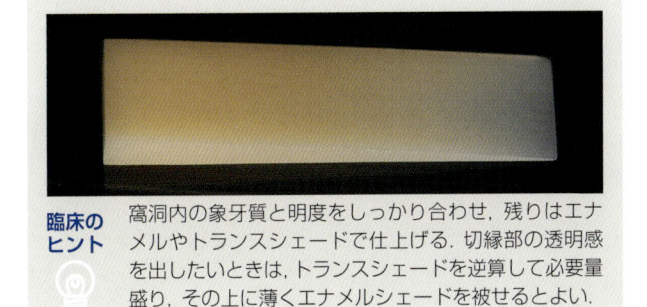

図4 CRの特性①. CRの明度は厚みで変化する. CRの厚みを薄くすると（右に進むほど薄い）, 明度も低くなる.
（エステライトプロ A3, 資料提供：トクヤマデンタル）

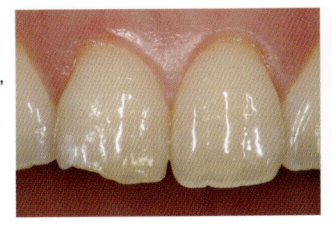

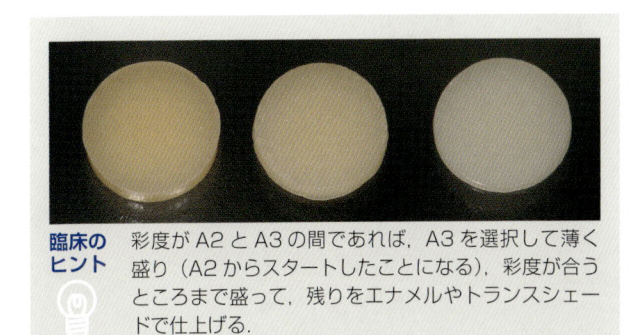

図5 CRの特性②. CRの彩度は厚みで変化する. CRの厚みを変化させると（左から 1.5mm → 1mm → 0.5mm）, 彩度も変化する.
（エステライトプロ A3, 資料提供：トクヤマデンタル）

図6 カメレオン効果によるワイドカラーマッチ
上段：各シェードの人工歯の中央部を窩洞形成し, すべてに A2 の CR を充填しているが, 境界や色の違いがわからない.
下段：特殊な光をあてることで, 実際に充填されていることがわかる.
（資料提供：トクヤマデンタル）

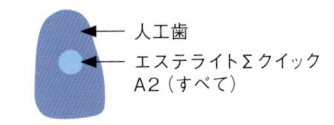

図7 アナトミカルに歯の構造を再現する手法. マメロン構造を再現するためにレイヤリングを行い, 透過する部分はブラウンのティントを用いて彩度を上げ, 明度を下げている.

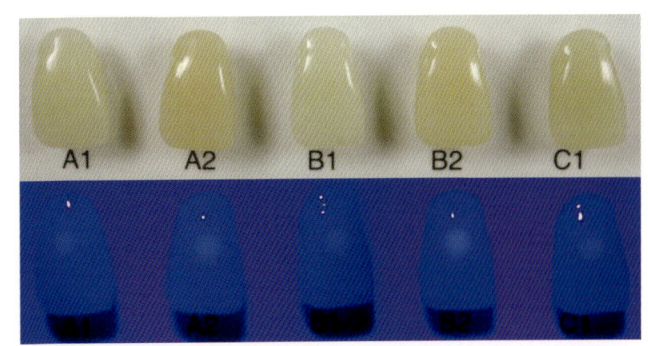

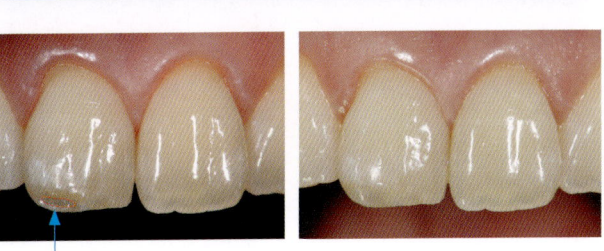

ブラウンのティントを薄く置く

第2編 CR修復 おさえておきたい⑩のポイント

3 やさしいケースと難しいケースをどう見極めるか？

A
- 規格性のある資料をそろえ，前準備を確実に行う．
- 日頃から自分が行った治療を振り返り，問題点を抽出して次の治療に活かすことで，診断力を身につける．

　Ⅲ級やⅤ級の小さな窩洞で簡単にみえるケースでも，なかなか色が合わずに苦労した経験はないでしょうか（図1, 2）．接着法の確立と材料の進歩に伴い，CR修復の適応症は拡大していますが（ℚ1.参照），不用意に難しいケースに手をつけて結果を出せなかった場合，患者の信用を失うだけでなく，トラブルにも繋がりかねません．したがって，難しいケースを見極める診断力と，適切な診断のために規格性のある資料をそろえることが必要となります（図3）．

　診断力を身につけるためには，日頃から自分が行った治療を振り返り，問題点を抽出し，解決法を見出すことの繰り返しにより，"診る"目を養っておくことが大切です．

　図4は，CR修復の適応症のなかで難しいと考えられるケースと，それに対応するための方法を示しています．

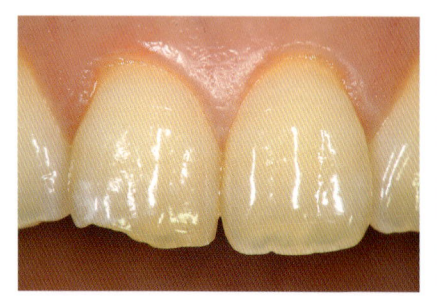

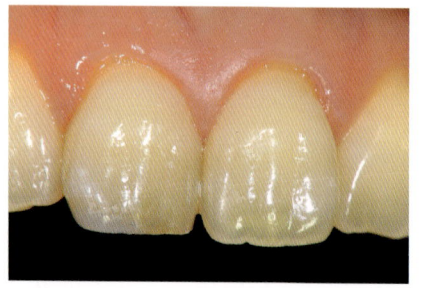

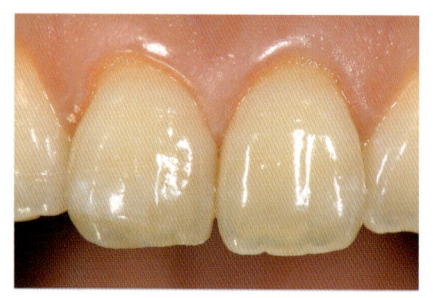

図1　色が合わなくて苦労したケース①．切縁部の色が合わず（中），やり直した（右）．

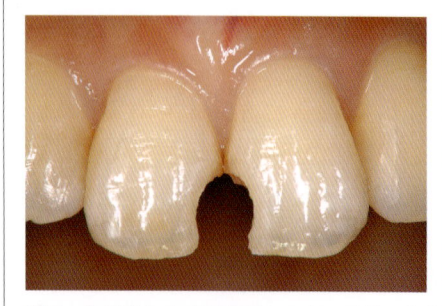

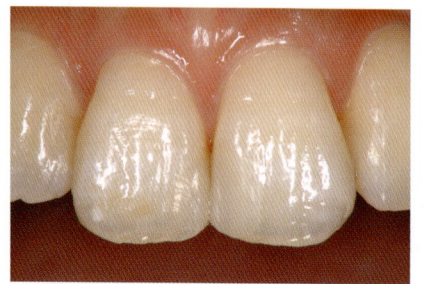

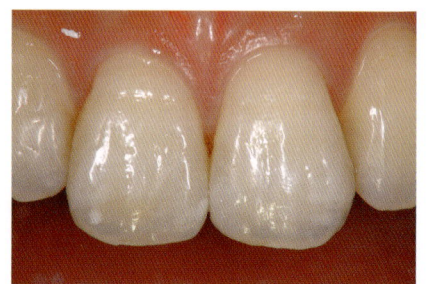

図2　色が合わなくて苦労したケース②．抜き打ち窩洞の色が合わず（中），やり直した（右）．

エックス線写真

コントラストがはっきりして，隣接面接触点が重なっていないもの．

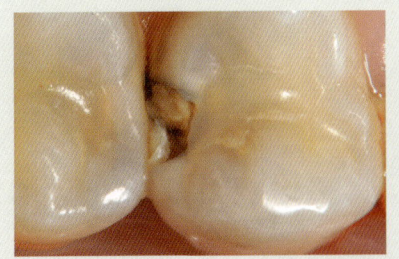

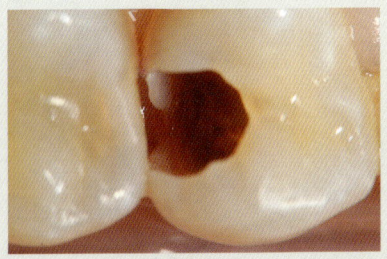

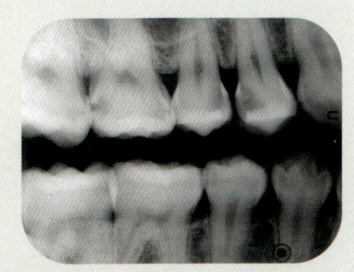

左の口腔内写真は術前，右の口腔内写真は齲蝕除去中のもので，口腔内写真だけでは術前に齲蝕の大きさを予測することが難しいが，エックス線写真で診断することで齲蝕の大きさ・深さをあらかじめ予測できる．

口腔内写真

強拡大（1.2～1.5倍）で，明度・彩度・テクスチャーなどが限りなく実像に近いもの．

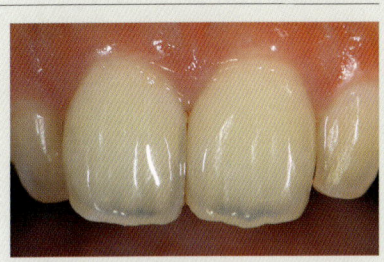

色の深みがわかる．

口元や顔貌の写真

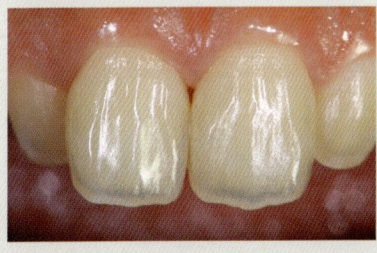

模 型

歯列や咬合の状態，咬耗・摩耗がわかるもの．

テクスチャーがわかる．

図3　難しいケースを見極めるための資料

色合わせが難しいケース

窩洞内の強い着色	➡ ホワイトニング，オペークの活用，ベベルの工夫
明度が低い，または彩度が高い場合	➡ ホワイトニング，ティントの活用
縞模様，クラック，複雑なテクスチャーなど	➡ ホワイトニング，ティントの活用
切縁部の内部構造の再現	➡ ホワイトニング，レイヤリング，ティントの活用

賦形が難しいケース

歯肉縁・縁下の窩洞	➡ ラバーダムの活用，圧排
離開，矮小歯，転位歯の形態修正	➡ プルスルーテクニック，LOT，バックウォールの作製　※特にカントゥアの賦形
Ⅳ級，Ⅵ級	➡ バックウォールの作製
大きな欠損のⅡ級	➡ フロアブルレジンによる隔壁（Ⅰ級への変更），バイタイリングの使用
大きな欠損のⅢ級	➡ バックウォールの作製，プルスルーテクニック

その他の要素

咬合が関与する場合	➡ ナイトガードの使用，認知行動療法
審美的要求度が高い場合	➡ 間接法の選択

図4　難しいケースと対応法

第2編
CR修復 おさえておきたい⑩のポイント

④ 難しいケースをどうするか？

A
- 色合わせが難しいケースはレイヤリングで対応し，ホワイトニングにより明度を上げることも有効である．
- 隔壁やバックウォールを作製し，フリーハンドで行う部分を極力減らすことで，賦形を容易にする．

③で示したとおり，難しいケースは大きく分けて，色合わせが難しいケースと賦形が難しいケースに分けられます．

色合わせは，明度を合わせていけば合いやすくなりますが（②参照），それでも合わないケースもあります．そのようなときは，ホワイトニングで明度を上げて彩度を下げたり，オペークを薄く敷いて着色のマスキングや打ち抜き窩洞での透過光の遮断を行ったり，ベベル幅を広くして彩度の高い着色部分と健全エナメル質との色の差を移行的にするなどの方法が有効です（ホワイトニングについては⑤で詳述）．どうしてもレイヤリングだけでは出せない透明感などは，ティントにより目的の色を再現できることも多いです（②参照）．

臼歯部において窩洞の範囲が大きい場合は，バイタイリングを使用してⅡ級をⅠ級にすると操作がしやすくなります（図1）．また，正中離開や切縁部の破折など賦形が難しい場合は，フロアブルレジンでバックウォールを作製すると，レイヤリングでの充填操作が容易になります（図2）．

窩洞が歯肉縁下に及ぶような場合や，基本治療後も歯肉の炎症が消退していないなかで修復治療を開始しなければならない場合（実際の臨床ではこういう場面は多い）は，ラバーダムを使用することで簡単に治療できるようになります（図3）．ラバーダムを適切に装着することで，歯間部歯肉を歯頸側に押さえ込むことになり，歯肉縁下の窩洞でも歯肉縁上マージンにできるからです．また，充填から形態修正・研磨に至るまでのすべての工程で歯肉側からの出血をほぼ抑制でき，スムーズな治療が行えます．

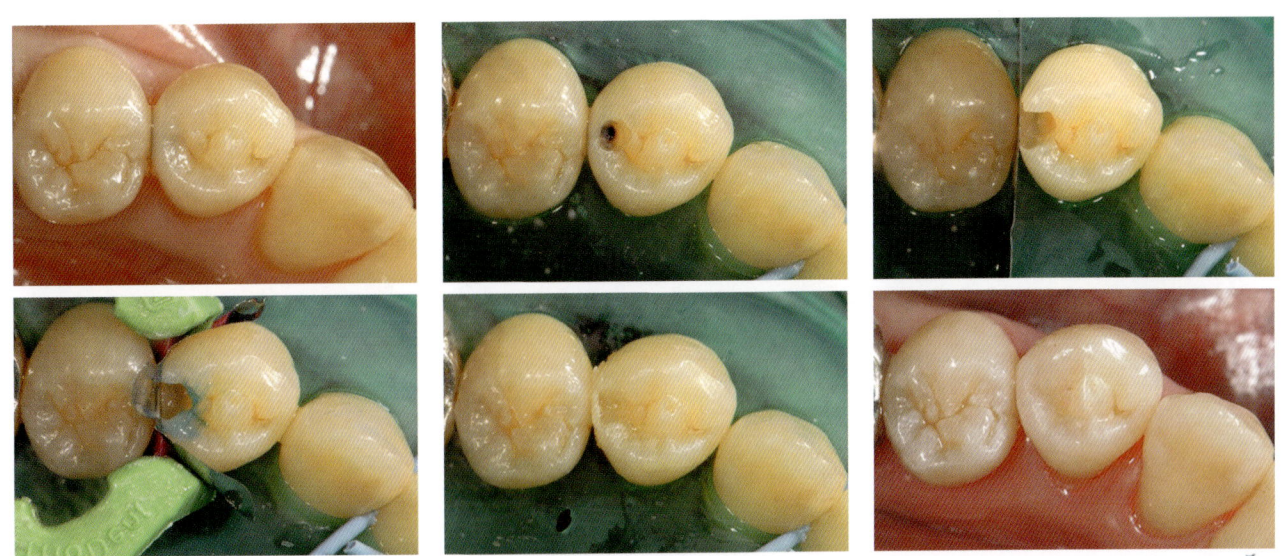

図1 バイタイリングの使用．バイタイリングによるⅡ級隣接面への充塡は以前から行われていたが，適切な隣接面形態を誰でも容易に再現できる進化型がいくつか市販されている．

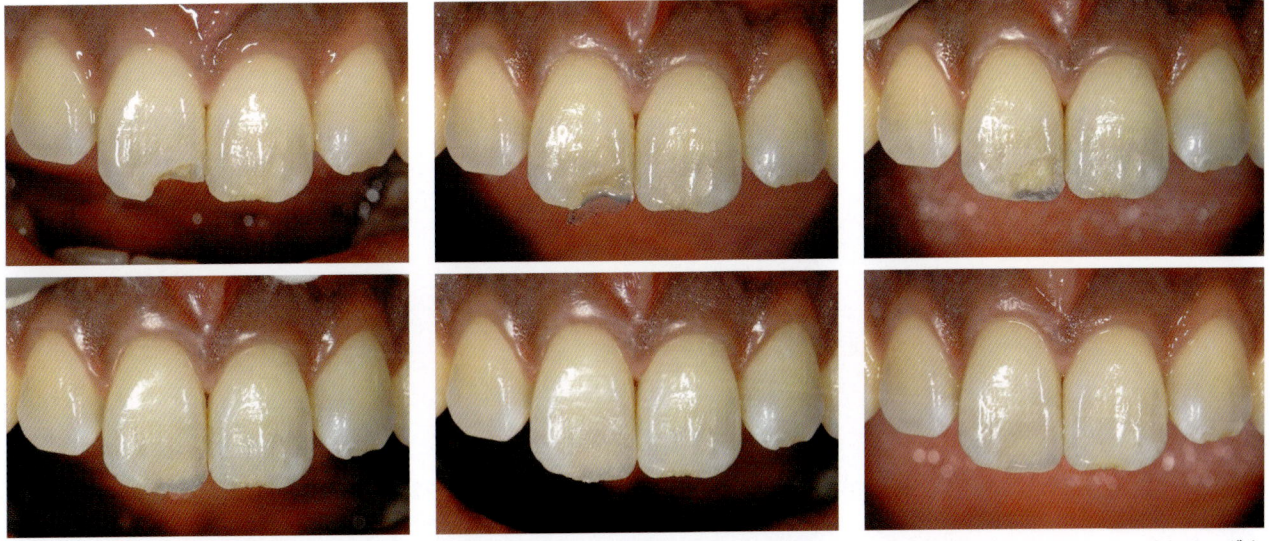

図2 フロアブルレジンによるバックウォールの作製．切縁部の内部構造を再現しなければならないようなケースでマルチレイヤリングを行う場合は，あらかじめフロアブルレジンでバックウォールを作製しておくと，充塡操作自体が容易になる．

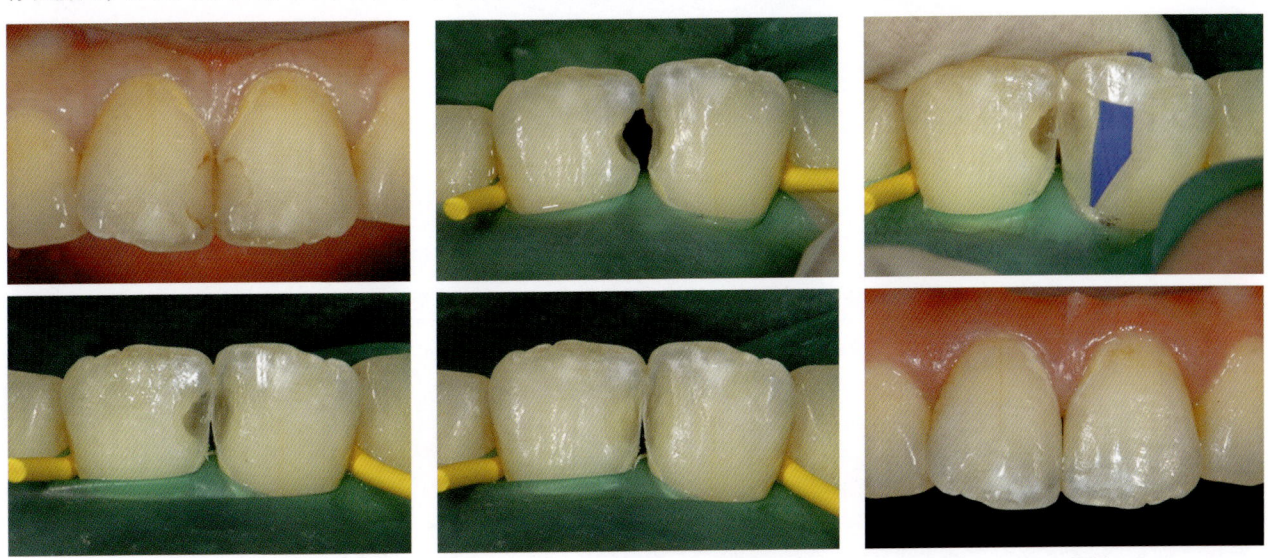

図3 ラバーダムの活用．ラバーダムを適切に装着することで，歯間部歯肉を歯頸側に押さえ込むことになり，出血も抑制できる．

第2編
CR修復 おさえておきたい⑩のポイント

5 CR修復における ホワイトニングの効果とは？

A
- 生活歯では，色合わせが容易になり，形成量も減らせる．
- 失活歯では，ウォーキングブリーチの適用により漂白効果が活かせる．

　ホワイトニングは通常，歯の着色を漂白作用のある薬剤により除去するものですが，これをCR修復の前処置として応用すると色合わせが容易になります．

　色合わせでは明度，彩度，色相の順でみていきますが，そのなかで，人は特に明度に対する感受性が高いため，明度を中心に色を合わせることがポイントになってきます（②参照）．③で示した「色合わせが難しいケース」でも，ホワイトニングの活用によって明度を高くすることで，その後の色合わせが容易になるのです．

　以下，生活歯と失活歯に分けて解説します．

1. 生活歯

　① 切縁部：特に若年者は切縁部の透明性が高く，CR修復による内部構造の表現には非常に複雑なテクニックを要しますが，ホワイトニングを活用することで同部の明度が高くなり，内部構造がマスキングされるため，CR修復が比較的容易になります（図1）．

　② 中央部・歯頸部：一部の変色や着色が強い場合，色合わせは困難となり，CR修復により変色をカバーするためには，厚みを確保するために形成量が多くなります．しかし，ホワイトニングを活用することで明度が高くなり，反対に彩度が低くなるので，CR修復による色合わせも比較的容易になり，結果として形成量も少なくて済みます（図2）．また，テトラサイクリン系の変色では，変色が増すほど縞模様が強く出る傾向にありますが，ホワイトニングを活用することで縞模様が薄くなり，彩度が低くなるため，CR修復による再現性が比較的高くなります．

2. 失活歯

　失活歯では歯冠全体が変色することが多く，隣在歯との色差が大きくなるため審美的には最悪の状態です．原因としては，外傷による失活，修復後の失活，抜髄時の歯髄の残存，アマルガムなどの金属物質がありますが，金属物質由来の変色を除いて，これらはウォーキングブリーチの適応となります．十分な効果が出ない場合や後戻りする場合があるので，術前に十分なコンサルテーションが必要ですが（①参照），ある程度の漂白効果が出れば，明度の高いCRを充填することで十分な効果が期待できます（図3）．

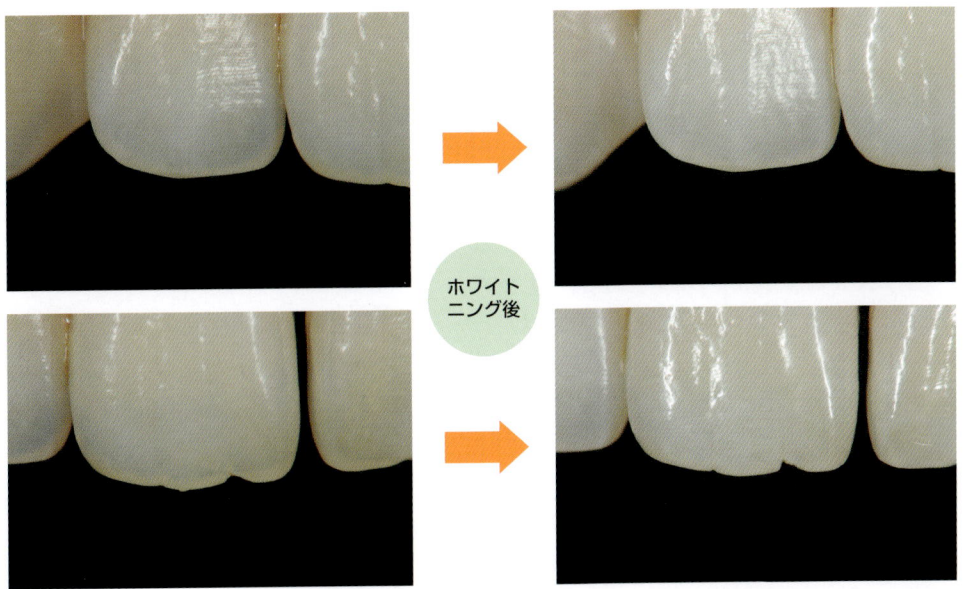

図1 ホワイトニング前後の切縁部の透過度の違い．ホワイトニング後は明度が高くなり，内部構造がみえにくくなっているのがわかる．ホワイトニングを上手に活用すれば，その後のCR修復が容易になる．

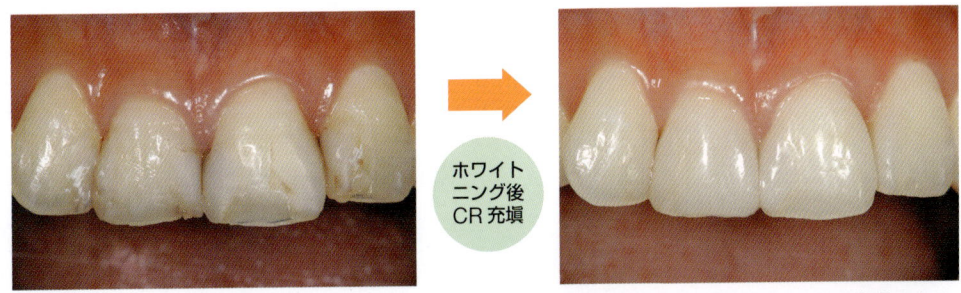

図2 ホワイトニングの効果．ホワイトニングにより全体の明度が高くなり，単一シェードで充塡できる．

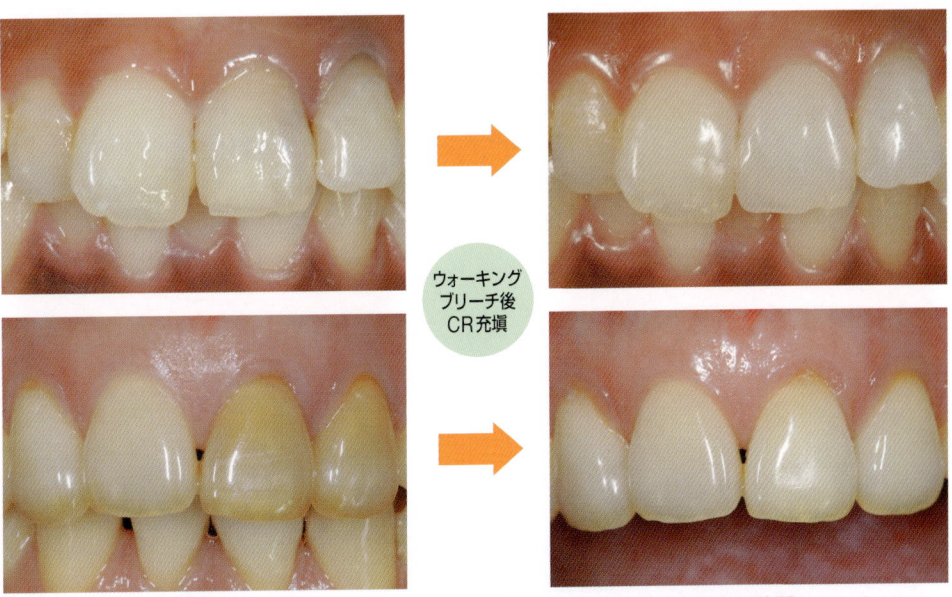

図3 ウォーキングブリーチとCR修復のコンビネーション．MI治療が可能となる．なお，漂白は強弱のコントロールが効きにくいため，事前に十分なコンサルテーションを行うことが重要である．

第 2 編

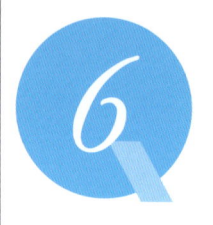

CR 修復 おさえておきたい ⑩ のポイント

6 前処置としての歯周基本治療，PMTCの目的は？

A
- 炎症のない歯肉を獲得し，バイオフィルムを除去することで，確実な接着操作が行える．
- 既存の充塡物や着色を除去することで歯の本来の色がわかる．
- 窩洞からはみ出した既存の充塡物を除去することで，本来の窩洞の範囲や歯の形態がわかる．

　歯周基本治療は，歯周疾患の原因（プラーク）と修飾因子（歯石，歯周ポケット）の除去により歯周組織を改善することを目的とした治療です．PMTC は原因の除去に効果的で，歯の表面に付着したプラークのバイオフィルムを破壊して除去できます．

　CR 修復において，歯周基本治療は大変重要で，欠かせないものです．滲出液，血液や歯面のバイオフィルムは確実な接着を妨げるため，歯周基本治療を行って炎症のない歯肉をつくり，バイオフィルムを除去しておくことが，スムーズな充塡操作に繋がります（図1．どうしても滲出液のコントロールが困難な場合はラバーダムを活用，❹参照）．また，色合わせの前までにPMTC で着色を除去することで，歯の本来の色がわかります．着色がなさそうな歯でも，歯面清掃してみると「実際はもっと白かった」ということが案外多いものです（図1）．

　PMTC の範囲を超えるかもしれませんが，窩洞からはみ出した充塡物を研磨により除去し，充塡物と歯の境界を明確にすることも，充塡操作時の無駄をなくし，よい結果に繋がります．本来の窩洞の範囲がわかることで，誤って健全歯質を削ることなく MI での窩洞形成が行えます（図2）．

　さらに，歯頸部にはみ出した充塡物により歯肉が圧迫されていることもあるので，余剰部分を除去すれば本来の歯肉の形態に戻してから充塡処置に移れます（図3）．歯冠部，特に隅角部分も，充塡物がかぶって本来の形態でなくなっていることが多いので，事前に取り除いておくと操作がしやすくなります．

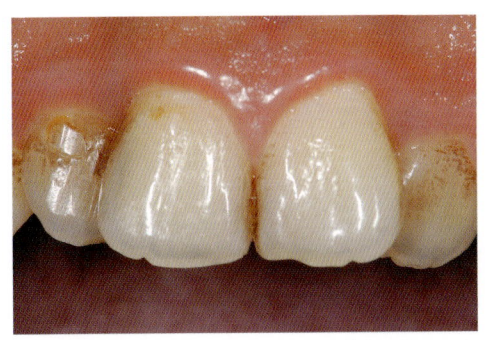

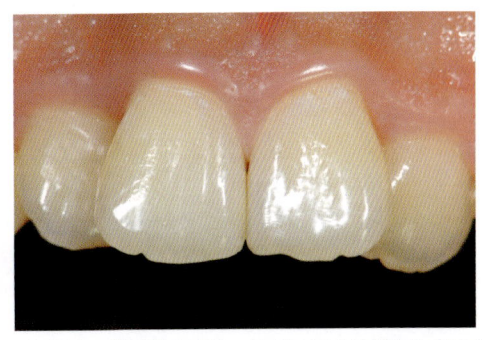

図1 歯周基本治療の効果．術前は歯肉の炎症と強い着色が認められるが（左），歯周基本治療，PMTCにより健康な歯肉を獲得し，本来の歯の色も確認できた（右）．スムーズな接着操作と色合わせにより良好な結果が得られた．

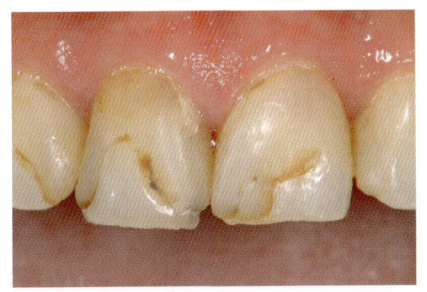

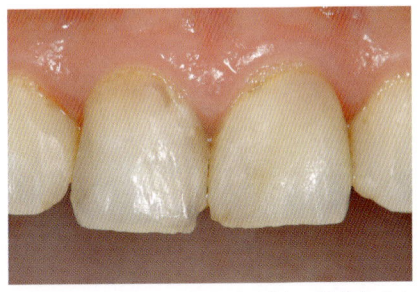

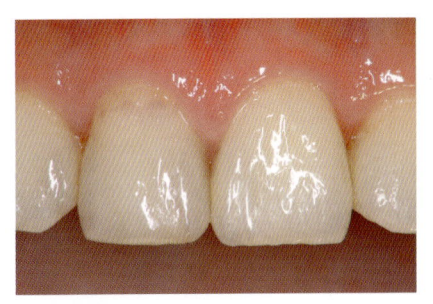

図2 充填物の研磨の効果．既存の充填物は広範囲で変色も認められるが（左），研磨すると，実際の窩洞はもっと範囲が狭いことがわかった（中）．歯の本来の形態も確認できたため，最小限の形成量で良好な結果が得られた（右）．

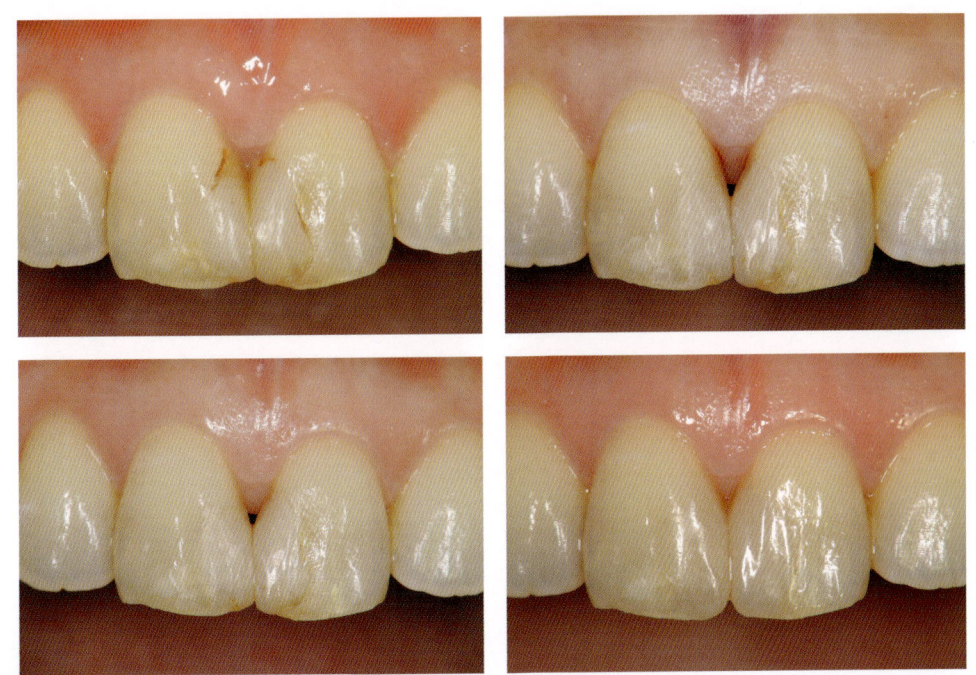

図3 余剰充填物除去の効果．術前は既存の充填物が窩洞からはみ出して歯間乳頭を圧迫しており（上段左），余剰部分を除去すると圧迫されていた歯間乳頭の炎症と縁下歯石が認められた（上段右）．その後，歯周基本治療を行ったところ，3週間後に歯間乳頭の炎症は消退し（下段左），CR修復により良好な結果が得られた（下段右）．

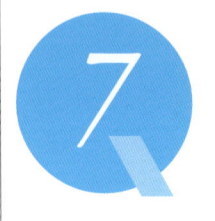

第2編 CR修復 おさえておきたい10のポイント

7 プレパレーションのデザインはどうするか？

A
- Ⅲ級とⅣ級では唇側からの開拡が基本であるが，ケースによっては舌側からアプローチする．Ⅱ級は咬合面からのミニスロット窩洞とする．
- ベベルの幅は最小限にとどめ，Ⅰ級とⅤ級の象牙質部にはベベルを付与しない．

1. Ⅲ級・Ⅳ級窩洞

　以前と違い，現在はCRの審美性が向上したため，充填操作が困難な舌側よりも唇側から開拡することが推奨されていますが（図1），色合わせや表面性状の再現が難しく術者の力量を超えていると判断した場合や齲蝕が舌側寄りに位置している場合，舌側から充填されたCR部に二次齲蝕が生じている場合は，舌側からアプローチをしたほうが無難です（図2）．

　また，前歯部は高い審美性が要求されるため，窩洞部の辺縁にはベベルを付与しますが，ベベルの幅は唇・舌側とも1～1.5mm程度で十分です（図3）．ベベルの幅を広くすればするほどグラデーション効果が向上し，移行部が目立たなくなりますが，MIの観点から歯質削除は最小限にとどめたいものです．一連の修復が終了した後にどうしても移行部の色合わせがうまくいかない場合のみ，ベベル幅を広げて修正するというスタンスが望ましいでしょう（4参照）．

2. Ⅰ級・Ⅱ級窩洞

　Ⅰ級窩洞は審美的要求度が小さいため色合わせのためのベベルは不要で，また，薄いベベル部に咬合圧が加わることによるチッピングも危惧されるためベベルは付与しません．辺縁部のエナメル小柱の剥離が原因といわれる「ホワイトマージン」は，CRをエナメル小柱に対して斜めに接合させることで防止できますが，裂溝部の窩洞はエナメル小柱の走行によりすでにそのような状態になっているため，ベベルは必要ありません（図4）．

　Ⅱ級窩洞は咬合面から開拡していきます．その際，トンネル窩洞では隣接部の齲蝕を取り残しやすいため，ミニスロット窩洞とします（図4）．CR修復では隅角部の歯質ができるだけ残っているほうが充填の難易度が低くなるため，エナメル質は可及的に保存します．

3. Ⅴ級窩洞

　歯冠側の辺縁部にはベベルを付与します．グラデーション効果による審美性が向上し，また，エナメル質接着部分が広くなるため予知性の向上が期待できます．

　歯肉側はエナメル質であればベベルを付与しますが，象牙質（歯根部）に及ぶ場合はベベル形成は行いません（図5）．

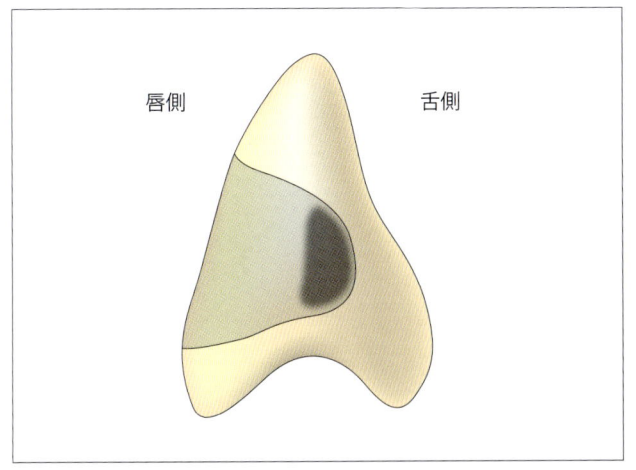

図1 Ⅲ級の窩洞（唇側からの開拡）．通常は唇側から開拡する．

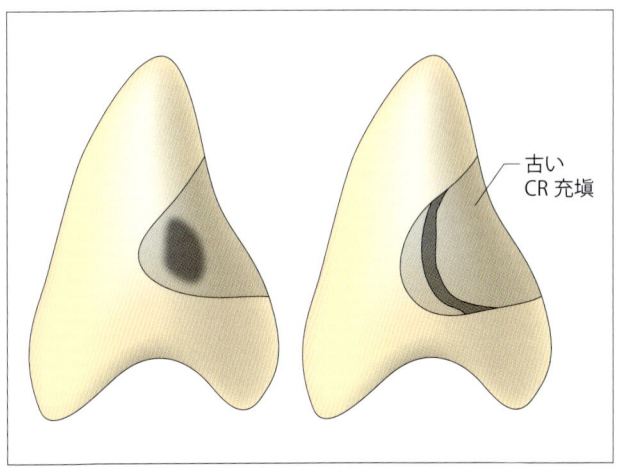

図2 Ⅲ級の窩洞（舌側からの開拡）．齲蝕が舌側寄りに位置している場合や，舌側から充填されたCR部に二次齲蝕が生じている場合は，舌側からアプローチしたほうがよい．

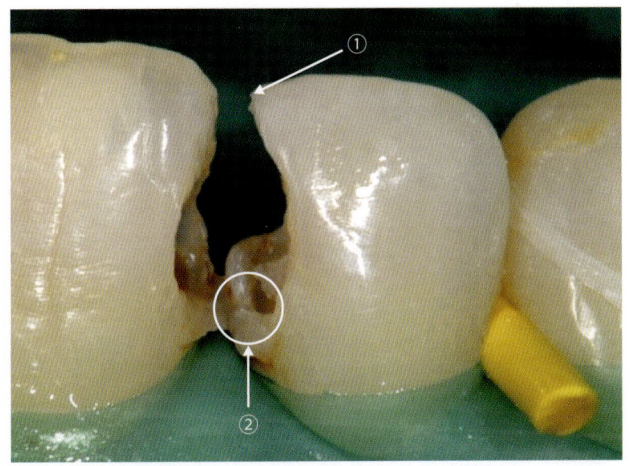

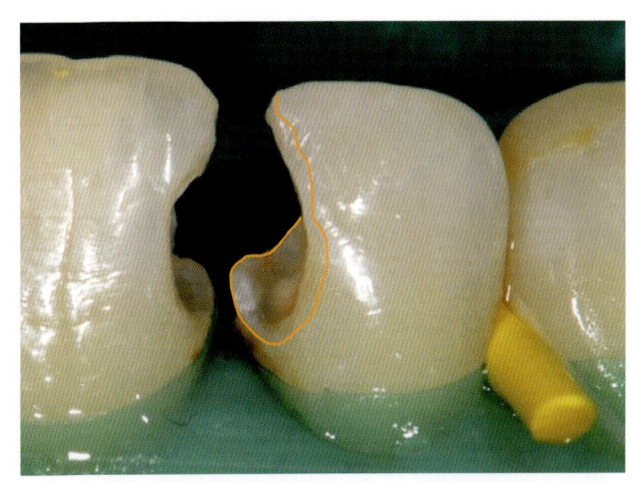

図3 Ⅳ級の窩洞（左：プレパレーション中．右：プレパレーション終了時）．切縁部は①のようにベベルを付与し，歯肉側もエナメル質の範囲内であれば②のようにベベルを付与していく．ベベルの幅は一般的には唇側2.5mm，舌側1.5mmが推奨されているが，両側とも1〜1.5mmで十分である．

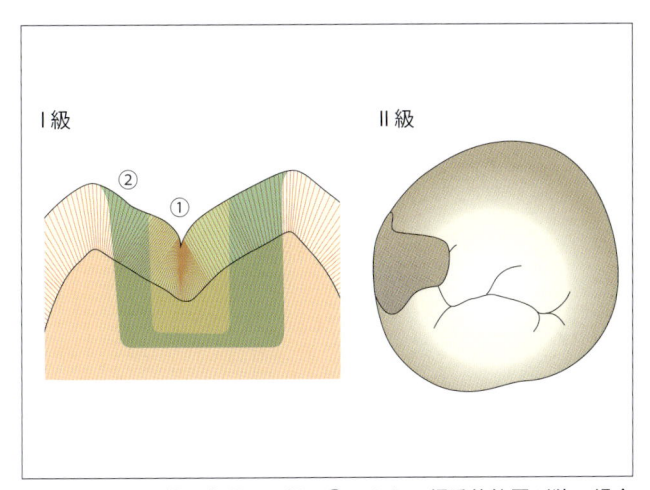

図4 Ⅰ級・Ⅱ級の窩洞．Ⅰ級で①のように頰舌的範囲が狭い場合はCR修復が最適で，この場合，エナメル小柱の走行が斜めになっているため，ベベルは付与しなくてよい．ただし，②のように頰舌的範囲が広い窩洞にCR修復を行う場合は，ベベルが必要である．Ⅱ級は咬合面からのミニスロット窩洞とする．

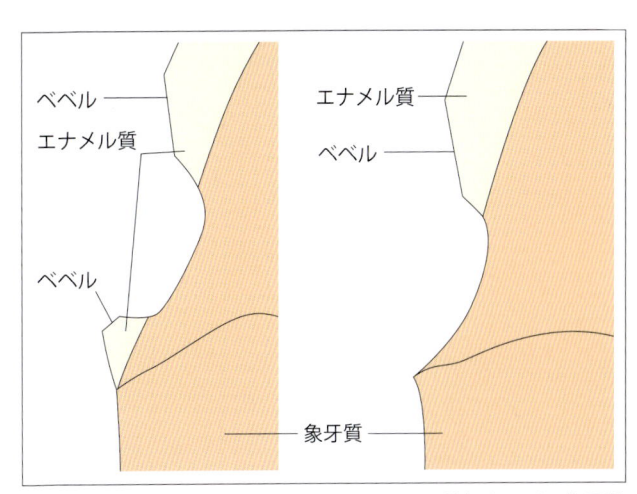

図5 Ⅴ級の窩洞．エナメル質部にはベベルを付与するが，象牙質部には付与しない．

第2編 CR修復 おさえておきたい10のポイント

8 メインテナンス時のリペアのポイントは？

A
- 変色に対するリペアではバックウォールを残す．小範囲の変色は研磨のみで対応できる．
- 臼歯部歯頸部のチッピングは，ベベルの付与とフロアブルレジンの使用により確実な接着を得る．

　CR修復を良好な状態で維持するためには，メインテナンスが欠かせません（図1）．長期的にメインテナンスに応じてもらうには，しっかりとした動機づけが必要で，染め出しなどを行って患者にプラークを視覚的に認識してもらうことも一法です．

　メインテナンスでは，口腔内の些細な変化に気づき，早期に対応し，問題を未然に防ぐことが大切です．プラークコントロールの良否，二次齲蝕，摩耗，歯髄の異常反応，チッピングや破折，脱離，変色などをチェックし，処置歯以外の口腔内全体の変化（咬耗，摩耗，破折，脱離など）から，CR修復を行った歯が今後どうなるかを予測しておくことも必要です．

　メインテナンス時に行う作業としてリペアがあります．リペアは，CRの変色や小範囲のチッピング，破折（歯を含む場合もある），二次齲蝕に対して行う処置で，メインテナンスによる問題の早期発見により，再治療に至る前に最小限の処置で済ませることができます．費用，時間，除去や麻酔時の痛みについて説明すると，大半の患者はリペアを希望します．

1. 変色に対するリペア

　変色の原因は，CRの研磨不良やプラークコントロールの不良，お茶・コーヒー・紅茶などの色素沈着がほとんどです．変色のほかに二次齲蝕が拡大していなければ，MIかつ便宜的観点からリペアを行うのが得策です（図2, 3）．

2. 臼歯部歯頸部のチッピングに対するリペア

　小臼歯や大臼歯の頬側歯頸部はチッピングしやすく，ブラキシズムなどの咬合の関与によるもののほか，プレパレーションデザインも一因となります（7参照）．特に，骨隆起などがある場合は，同部をよく注意して観察する必要があります．

　このようなケースのCRによるリペアでは，ベベルの付与とフロアブルレジンの使用により確実な接着を得ることがポイントになります（図4）．また，充填器具で確実にCRを充填するために，圧排糸を挿入して歯肉を排除することも重要です．

　一方で，度重なる脱離はトラブルの原因になりかねないので，事前に患者によく説明しておき，ナイトガードなどの装着を勧めることも大切です．

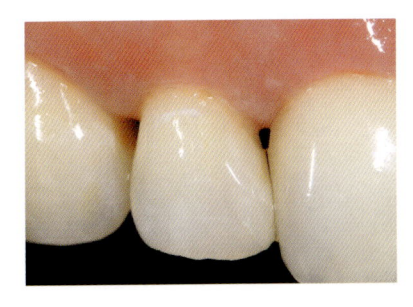

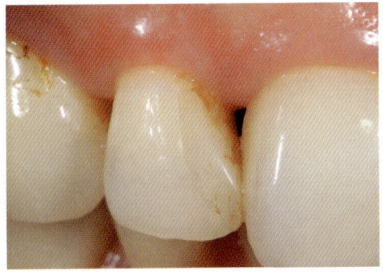

図1 CR修復時（左）と術後約4年半経過時（右）．CRはセラミックスと比べるとプラークの付着や変色・着色が生じやすいため，メインテナンスが重要になる．

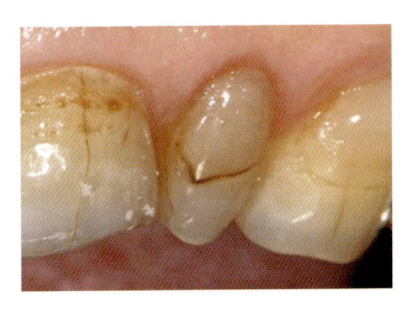

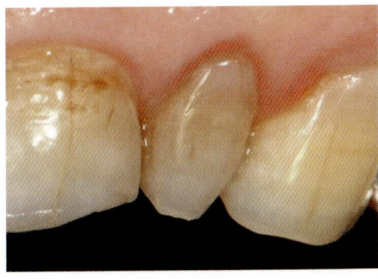

図2 変色に対するリペア①（研磨のみで対応したケース）．|2 に褐線が認められるが（左），このような小範囲の変色であれば，研磨のみで対応できる（右）．

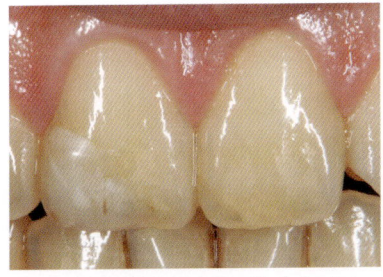

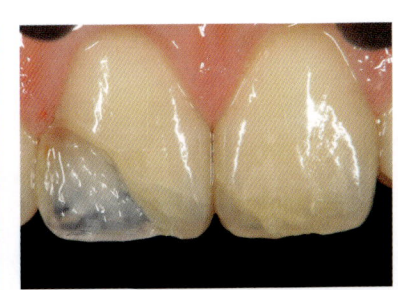

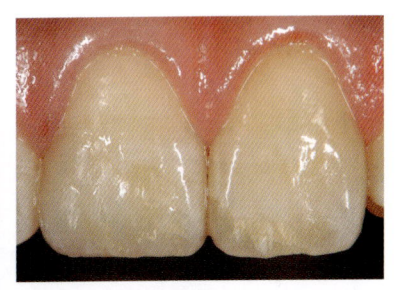

図3 変色に対するリペア②（バックウォールを残してリペアを行ったケース）．1| のCR修復から3年経過後，メインテナンス時に患者が変色が気になることを訴えた（左）．接着には問題がなく，変色の改善のみが目的なので，バックウォールを残してリペアを行った（中，右）．

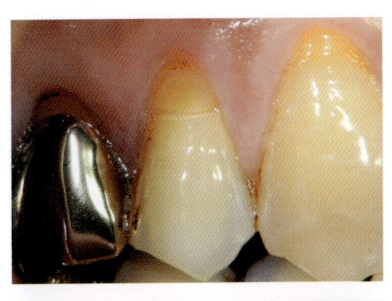

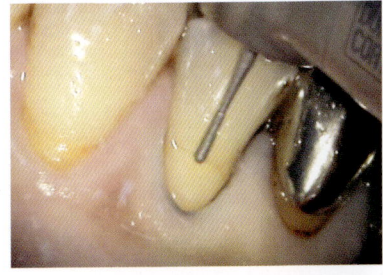

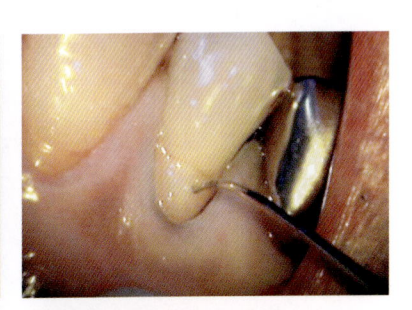

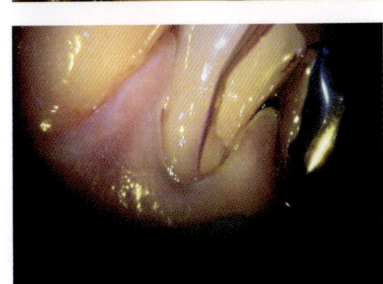

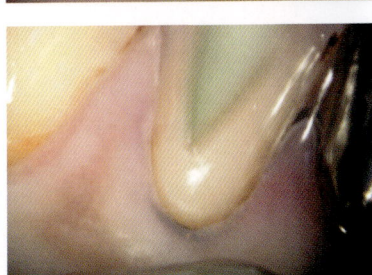

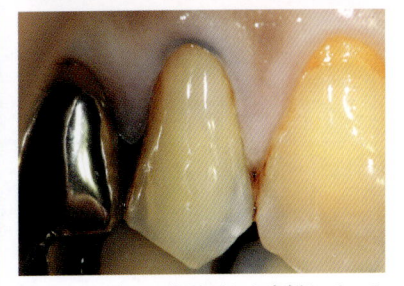

図4 歯頸部のチッピングに対するリペア（マイクロスコープ像）．4| 歯頸部の充塡がチッピングし，表面がやや摩耗している（上段左）．ベベルが付与されていないことがチッピングの一因と考え，ベベルを付与してエナメル質の範囲を拡大した．既存のCRは削除時に変色などが認められないため一層残した（上段中）．エッチング，シランカップリング処理，ボンディング材塗布後，フロアブルレジンを一層置き（上段右），ペーストレジンを積層して（下段左），シリコーンポイントで研磨した（下段中・右）．

第2編 CR修復 おさえておきたい 10 のポイント

9 根面齲蝕へのCR応用のポイントは？

A
- 根面齲蝕を軽度，中等度，重度の3つに分類し，難易度に応じて処置方法を変える．
- 中等度，重度の場合は矯正的挺出や歯周外科処置も併用する．

　根面齲蝕には，二次齲蝕によるものと原発性に発症するものがあります．プラークコントロールの不良，歯肉の退縮，唾液の性状の変化や減少などが原因となって生じ，中高年者に多いのが特徴です．

　これらの予防法は，定期的なメインテナンスで管理をすることです．根面齲蝕への対応は早期発見が鍵を握りますが，歯と歯肉の境界にできるため発見が難しく，綿密な診査が重要になります（メインテナンスについては，8参照）．

　以下，治療の難易度を軽度，中等度，重度の3つに分けて解説します．

1．軽度
　早期に発見でき，齲蝕が小範囲のものです．圧排糸や電気メスによる歯肉整形術によって処置が可能となります（図1）．

2．中等度
　齲蝕が歯肉縁下深くに存在し，範囲が限定的なものです．歯肉整形術などでは処置ができないため，矯正的挺出や歯周外科処置が必要になります（図2）．

3．重度
　齲蝕が歯肉縁下深くに存在し，歯根全周を取り巻いているものです．歯肉整形術や歯周外科処置と，歯根全周に渡る齲蝕の除去が必要になります．

　重度の場合は補綴装置・修復物の再製作も選択肢として考えられますが，有病者・高齢者の場合や多数歯のブリッジの支台歯となっている場合，自費による補綴装置が装着されている場合はCRの応用が第一選択となります（図3）．

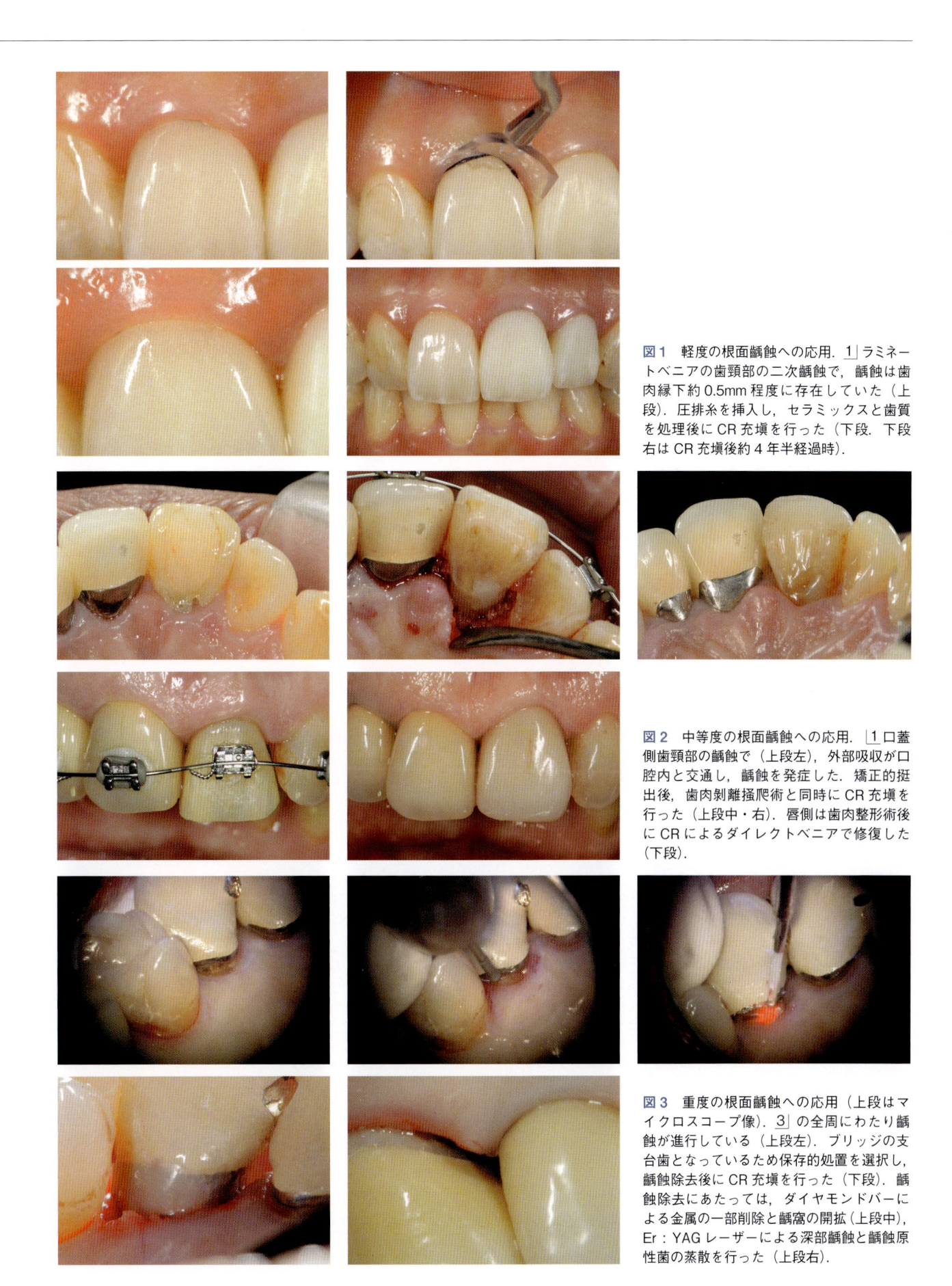

図1 軽度の根面齲蝕への応用．1|ラミネートベニアの歯頸部の二次齲蝕で，齲蝕は歯肉縁下約0.5mm程度に存在していた（上段）．圧排糸を挿入し，セラミックスと歯質を処理後にCR充塡を行った（下段．下段右はCR充塡後約4年半経過時）．

図2 中等度の根面齲蝕への応用．|1口蓋側歯頸部の齲蝕で（上段左），外部吸収が口腔内と交通し，齲蝕を発症した．矯正的挺出後，歯肉剝離搔爬術と同時にCR充塡を行った（上段中・右）．唇側は歯肉整形術後にCRによるダイレクトベニアで修復した（下段）．

図3 重度の根面齲蝕への応用（上段はマイクロスコープ像）．3|の全周にわたり齲蝕が進行している（上段左）．ブリッジの支台歯となっているため保存的処置を選択し，齲蝕除去後にCR充塡を行った（下段）．齲蝕除去にあたっては，ダイヤモンドバーによる金属の一部削除と齲窩の開拡（上段中），Er：YAGレーザーによる深部齲蝕と齲蝕原性菌の蒸散を行った（上段右）．

第2編

CR修復 おさえておきたい 10 のポイント

10 器材はどうそろえるか？

- 自費診療を目指すためには器材も専用のものにアップデートする．
- 専用の器材をそろえることで治療の質が大幅に向上し，時間短縮につながる．

　自費診療を目指すためには，常にワンランク上の結果を患者に提供することを考えなければなりません．治療費だけがワンランク上では，歯科治療に対する信用を失ってしまいます．

　そこで，器材も専用のものにアップデートしていく必要があります．器材のアップデートにより，治療の質が大幅に向上し，治療時間も短縮できます．

　ここでは筆者らが使用している器材を紹介します．

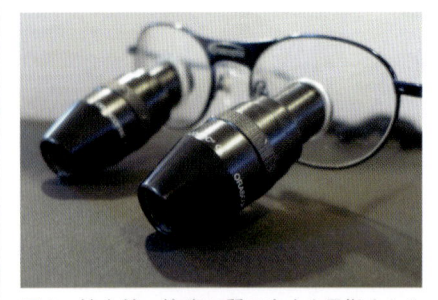

図1 拡大鏡．治療の質の向上を目指すためには拡大鏡の使用は必須である．肉眼の等倍の世界ではなく，最低でも2.5倍，できれば4.5倍以上の倍率で行ってほしい（写真は4.8倍の拡大鏡だが，現在は販売中止となっている）．

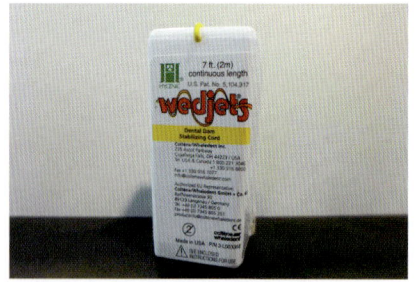

図2 ラバーダム装着補助器具．ラバーダムの装着を容易にする補助器具としては歯間部のラバー固定用にフロスを使用するのが一般的であるが，「wedjets」を使用することで操作がより簡便になり，かつ確実にラバーの固定が行える．
wedjets（タカラベルモント）

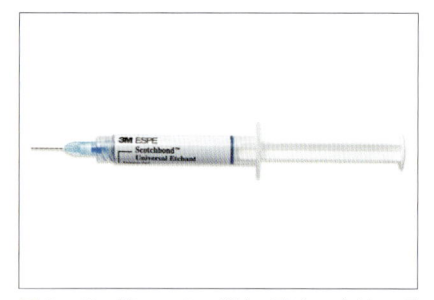

図3 リン酸エッチング材．現在，主流のボンディングシステムはマイルドエッチングであるが，エナメル質にはリン酸によるエッチングが必要と考えている．エッチング材が象牙質に付着すると接着力が落ちるため，適正な粘度が保たれていることが条件となる．
スコッチボンド™ ユニバーサルエッチャントシリンジ（3M）

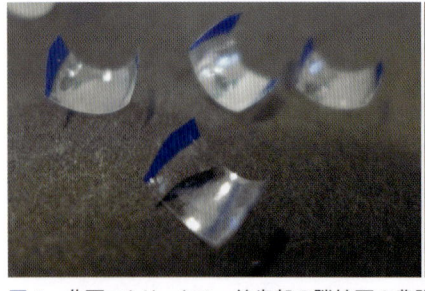

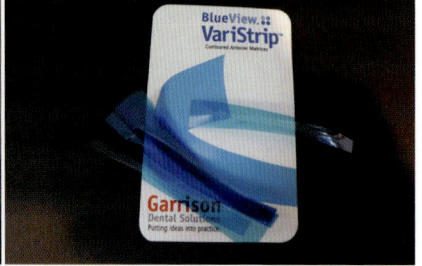

図4 曲面マトリックス．前歯部の隣接面の豊隆を自然に仕上げるためには，このような曲面マトリックスを使用すると誰でも比較的簡単に仕上げることが可能となる．
左：セクショナルマトリックス（Kerr）
右：Blue View™ VariStrip™（Garrison Dental）

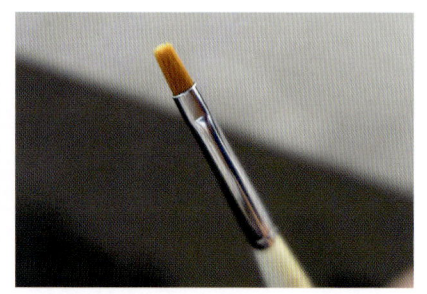

図5 筆．積層充填では各ステップで必要となる．引く操作だけでなく押す操作を加えるとCRの賦形も行える．筆先の毛が抜けず，ある程度のコシが必要で，かつ価格が安いものがよい．
平筆 No.1-B（ジーシー）

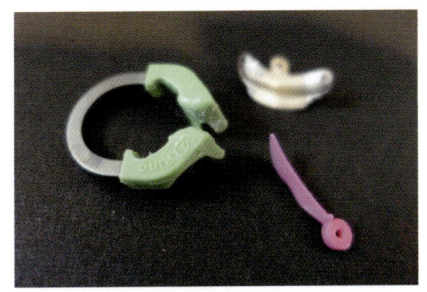

図6 バイタイリング．Ⅱ級窩洞においては，適切な隣接面形態をいかにうまく仕上げるかが成功の鍵となる．いろいろなバイタイリングシステムを試してみたが，これがお勧めである．
V3システム（デンツプライ三金）

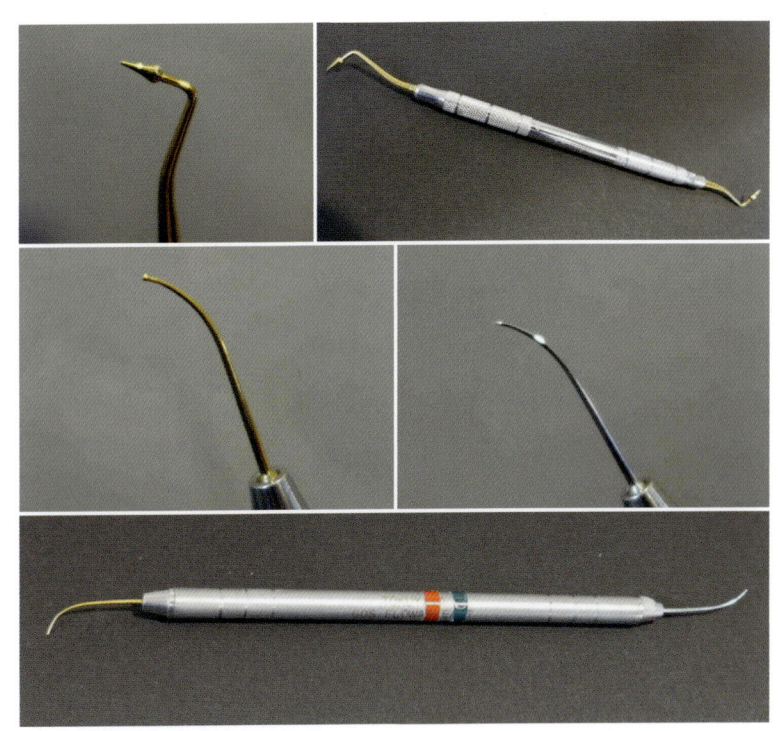

図7 臼歯部咬合面形成用充塡器
上段：審美的な咬合面形態をつくり上げるための専用のインスツルメントで，コーンの先が細くシェイプされているため，咬頭形成にとても便利である．特異的な形態のため，前歯部のレイヤリング時にマメロン構造を賦形するのにも使用できる．
コスメデント 充塡器 POCL（マイクロテック）
中・下段：フロアブルレジン用の充塡器であるが，探針部が柄まで細いので咬合面の裂溝形成に使える．ステインテクニックにもとても有用で，1本あると便利である．
GDS フロアブルアート（トクヤマデンタル）

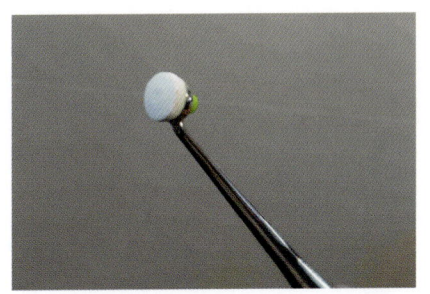

図8 唇側面用圧接器具．前歯部の唇側面への充塡・圧接に指の腹で押すテクニックがあるが，それと同じような操作ができ便利である．
オプトラスカルプトパッド（Ivoclar Vivadent）

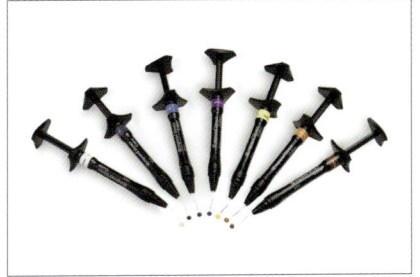

図9 ステイン材．ステインテクニックは応用的なテクニックになるが，最低でもホワイト，(ダーク) ブラウンはそろえておきたい．この材料はコストはかかるが，シリンジに入っており，劣化や粘度ムラがない．
IPS エンプレスダイレクトカラー（Ivoclar Vivadent）

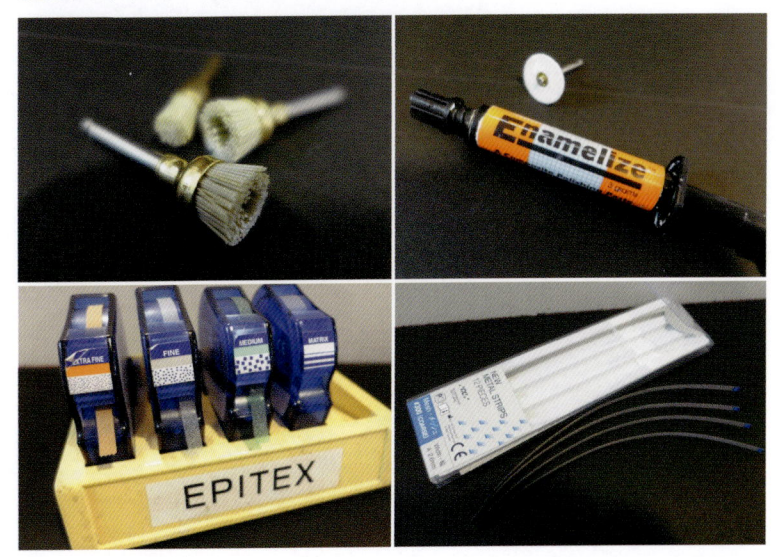

図10 研磨用器材
上段左：研磨用ポイントは各社からCRに特化したものが多数発売されているが，咬合面や前歯部の粗糙感のある性状を表現したいときの研磨に有効である．
オクルーブラシ（Kerr）
上段右：ワンランク上の仕上がりを実現するための最終的なつや出し材である．
コスメデント エナメライズ（マイクロテック）
下段左：隣接面はバー類が届かないので専用の研磨ストリップスが必要となる．
エピテックス（ジーシー）
下段右：隣接面のバーの届かない部分の形態修正に有用である．
ニューメタルストリップス #300 青（ジーシー）

フロアブルレジンの昔といま

　以前（10年ほど前）のフロアブルレジンは，ペーストタイプのCRに比べてフィラー充填率が低く，弾性率が1/3以下で曲げ強さが小さかったことから，咬合圧が直接かかるような部位には使用できないとされていました．また，研磨性も悪く，市販されていた製品の2/3程度は，時間をかけて研磨を行っても滑沢な面が得られませんでした．そのため，裏層以外での使用はあまり推奨されていませんでした．

　しかし，ここ数年，物性の向上によって曲げ強さがペーストタイプのCRを上回るものもたくさん開発されるようになり，研磨性や対摩耗性などに優れた製品も市販されるようになりました．なかには臼歯部の咬合面に積極的に使える強度の製品（曲げ強さが150MPa前後）もあり，I級窩洞をフロアブルレジンのみで充填する方法も紹介されています．

　また，本書でも紹介しているような，前歯部のⅢ級，Ⅳ級窩洞のバックウォールにフロアブルレジンを使用する方法も，以前は物性的観点から予知性が低いとされていましたが，現在ではすべてではないものの曲げ強さが120MPa以上のものは使用可能となり，手技的にも簡便で確実性が向上することから積極的に推奨されています．

　このほか，シェードのバリエーションが増えたことで，色合わせにも効果的に使用できるようになりました．象牙質が変性して彩度が高く（色合いが濃く）なっている窩洞には特に有効で，フロアブルレジンを窩底に一層置くことで光拡散性が高くなり，周囲の歯質との色調的な馴染みもよくなることから，その後の色合わせが格段に容易に行えます．

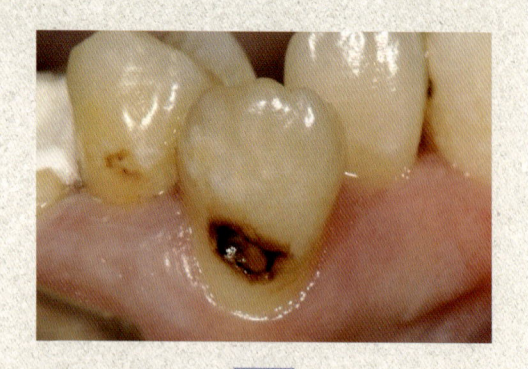

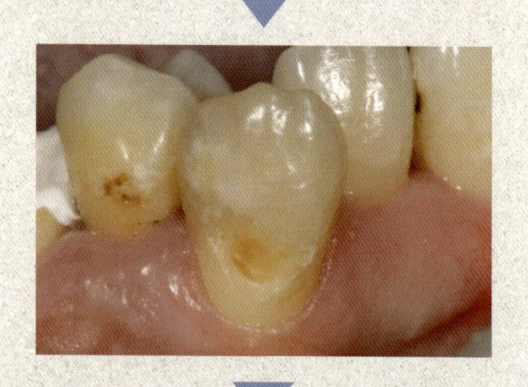

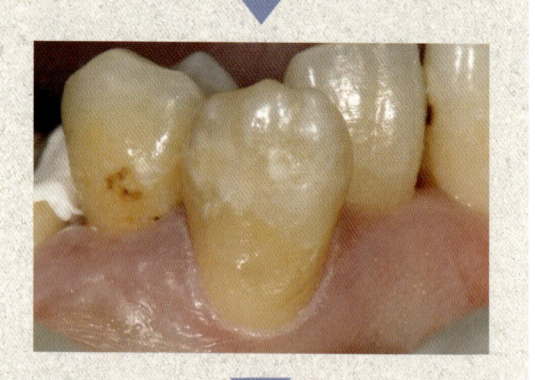

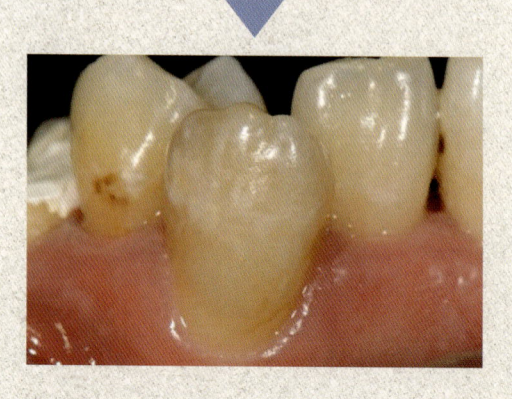

第3編 CR修復の臨床例

第3編
CR修復の臨床例

1. Ⅰ級

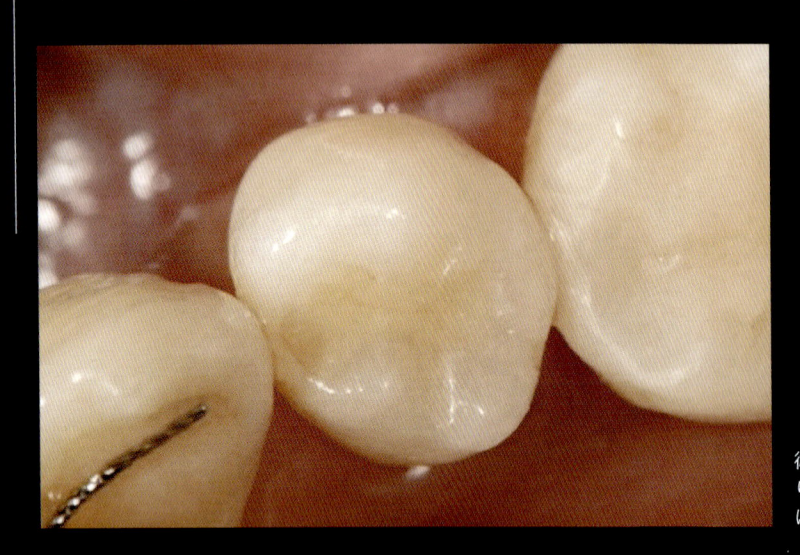

術前．充填されていたCRは，咬耗と経年的な劣化により歯質とのギャップが進行し，変色しているため審美的にも問題がある．

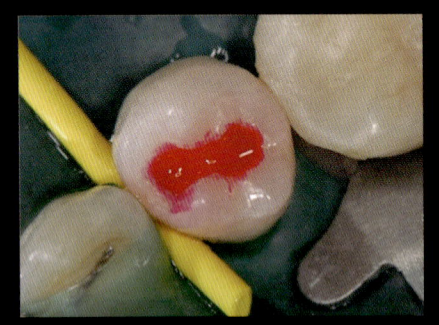

ラバーダムを装着し，齲蝕検知液（カリエスチェッカー）を併用して感染歯質を完全に除去した．

窩洞形成後．マージン部はベベルを付与せず，バットジョイントで窩洞形成を行った．

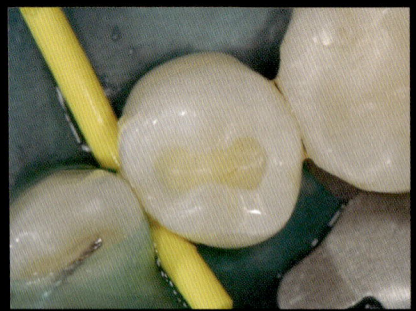

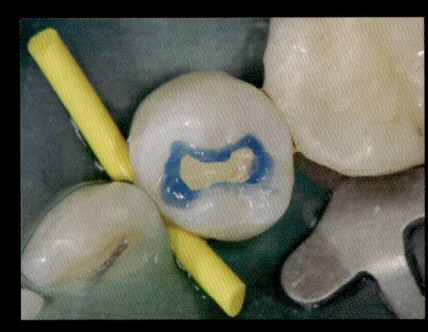

エナメル質相当部にリン酸エッチング（30％）を15秒間行い，十分に水洗いした．リン酸が象牙質につかないように注意する．

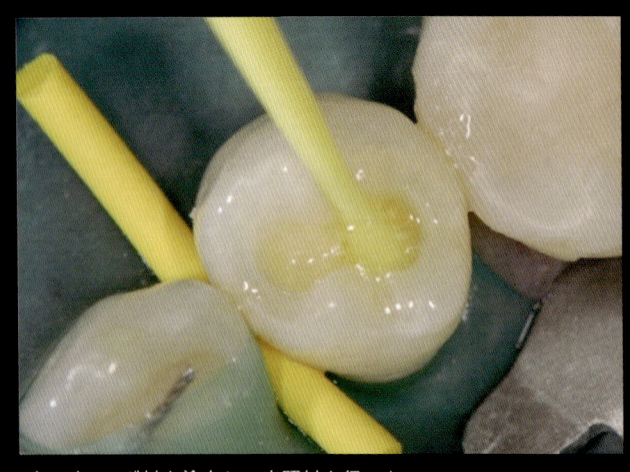

ボンディング材を塗布し，光照射を行った．

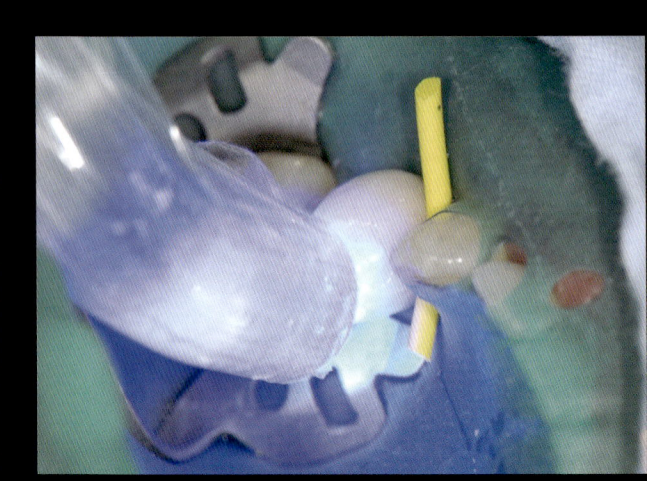

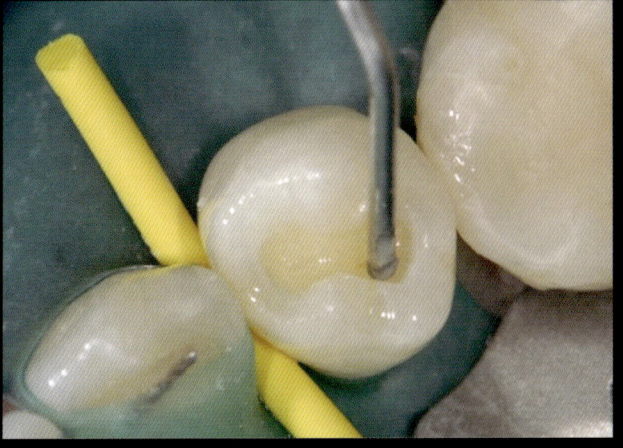

フロアブルレジンを象牙質相当部に薄く一層置いた．シェードは A3.5 を選択した．

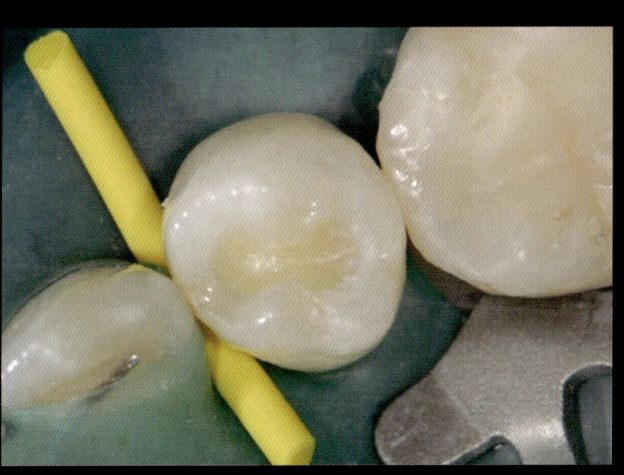

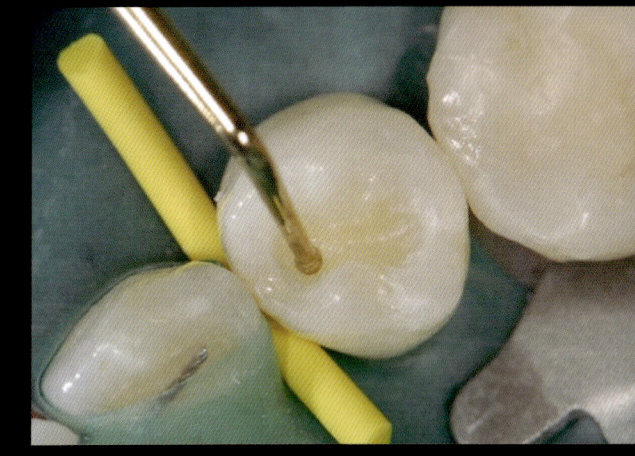

フロアブルレジン硬化後，A3.5 のボディシェードを象牙質相当部に充塡した．窩洞が浅いので厚く盛らないように注意する．最終的に窩や裂溝の部分はくぼみを付与しておくとよい．先の細いインスツルメントを使用すると有効である．

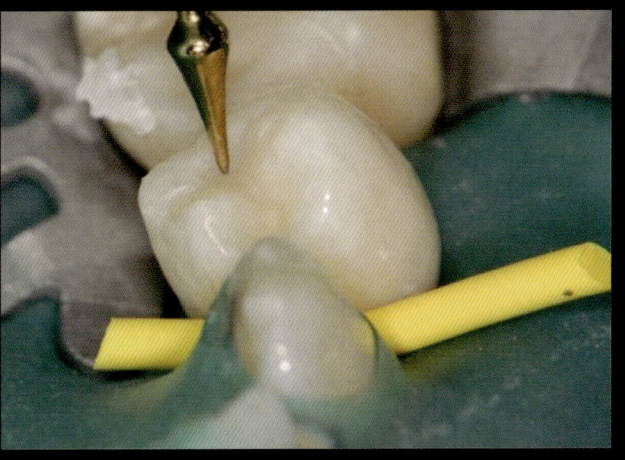

A1 のエナメルシェードを充塡し，残存歯質を参考に形態を付与していく．

第3編

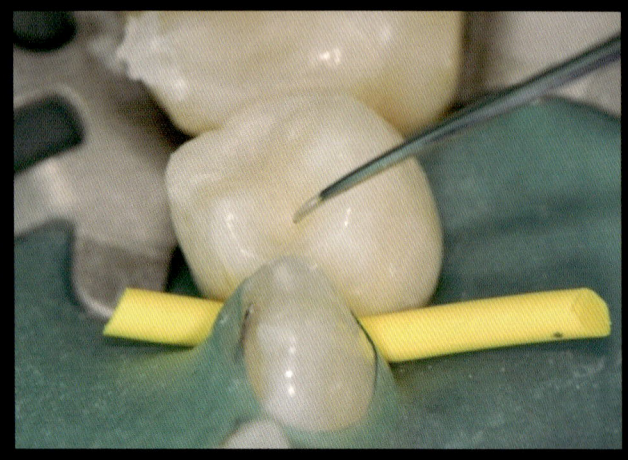

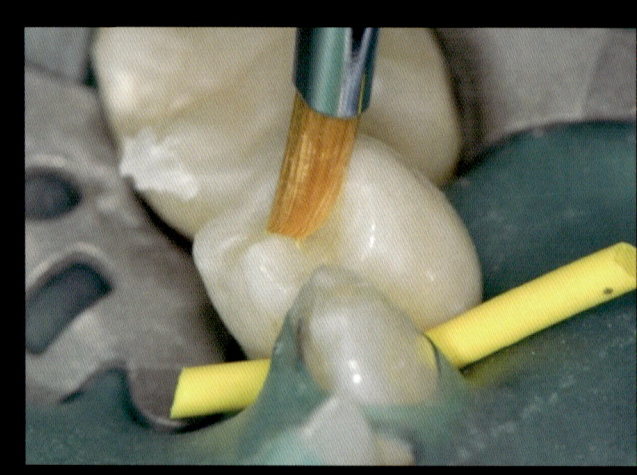

CR修復の臨床例

窩や裂溝をフロアブルレジン用充塡器（GDS フロアブルアート；トクヤマデンタル）で再現していく．このとき余剰な CR は除去し，平筆を併用して表面を滑らかにしておく．

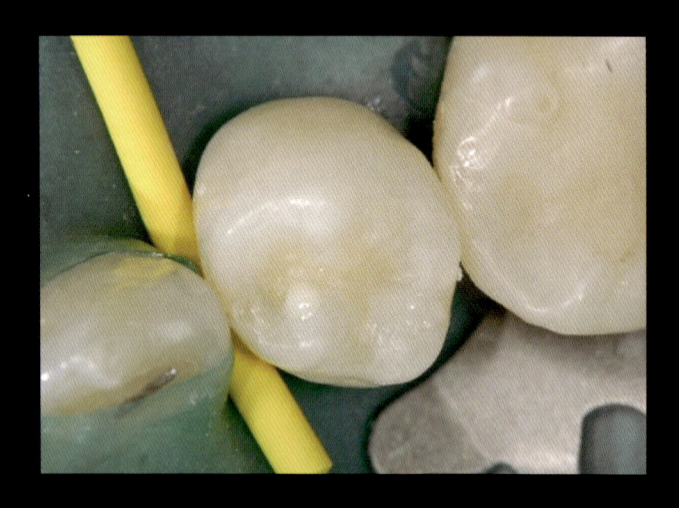

咬頭の明度の高い部分を再現するために，XL1 の（ホワイトニング）シェードでキャラクタライズを行う．

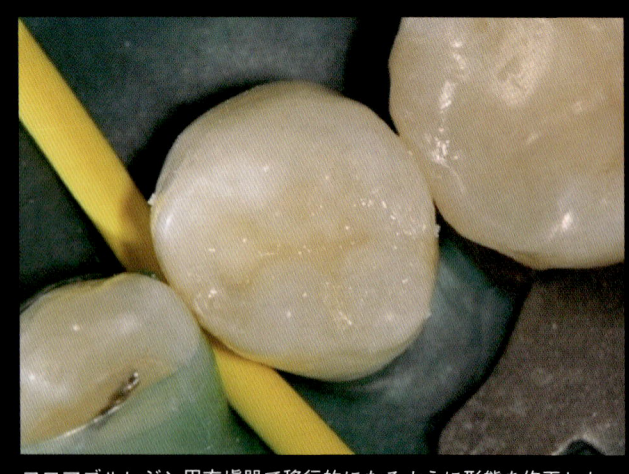

フロアブルレジン用充塡器で移行的になるように形態を修正した．

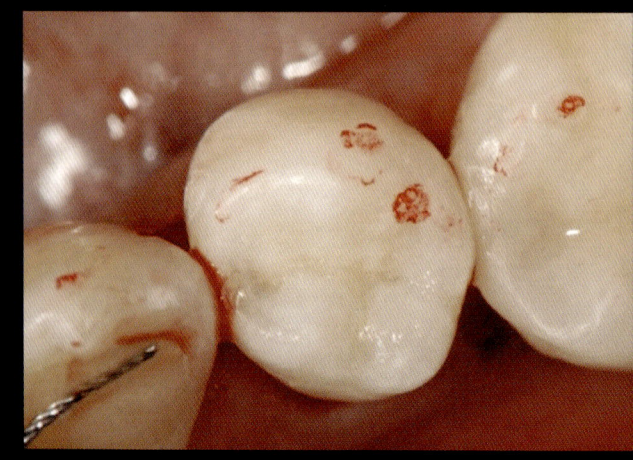

咬合を確認したところ咬合調整の必要はなかった．既存の咬頭斜面から移行的に充塡していくことで，咬合調整に要する時間が短縮できる．

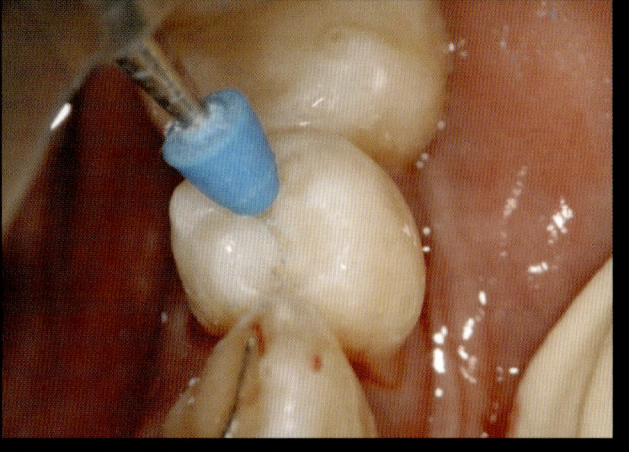

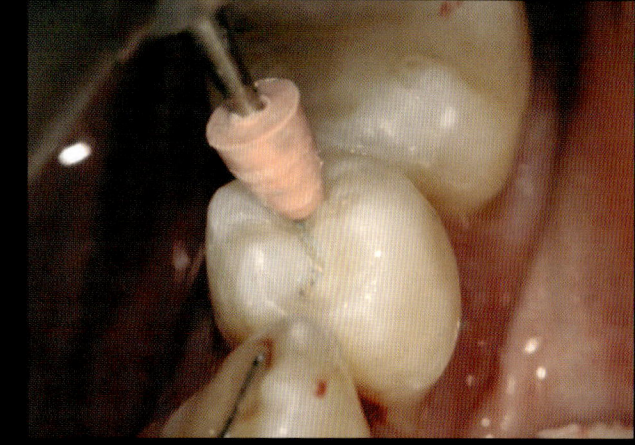

シリーンポイントで研磨した．

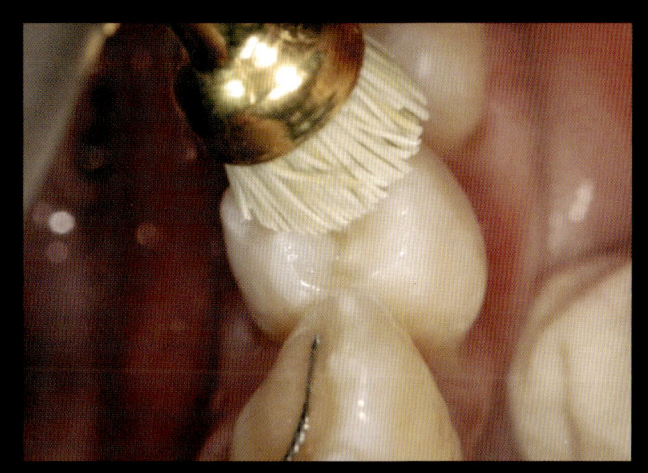

研磨用ブラシ（オクルーブラシ；Kerr）で研磨，つや出しを行った．

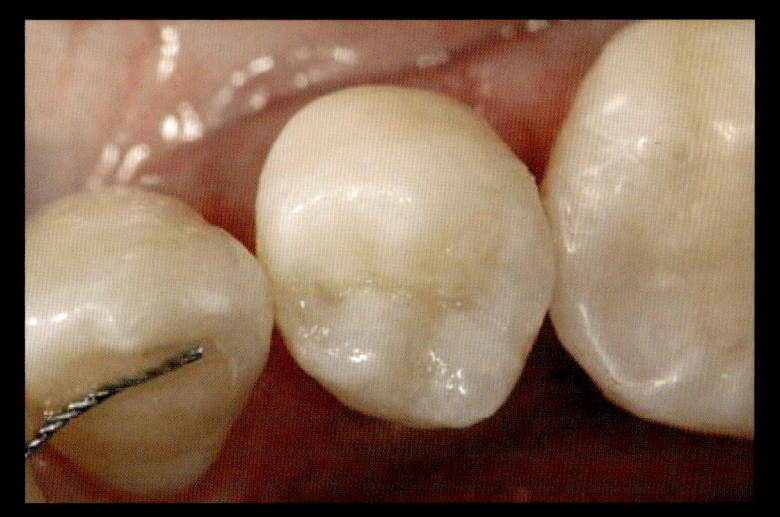

術後

2. Ⅴ級

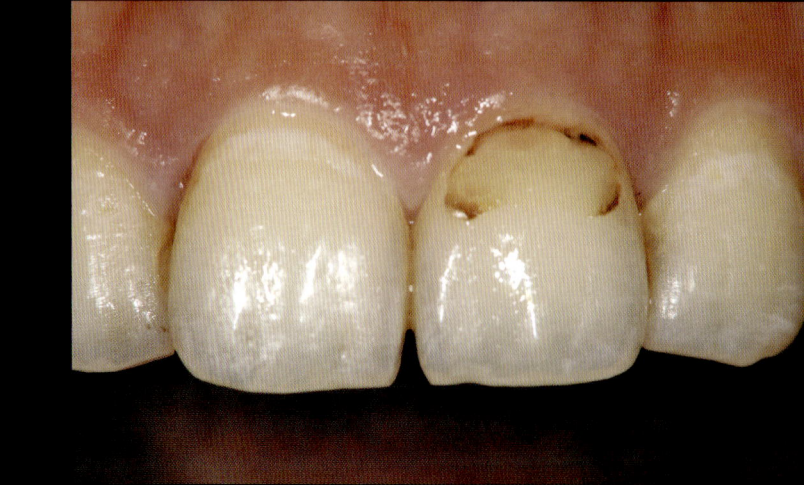

Case1

術前．|1 に CR 充塡の変色が認められる．

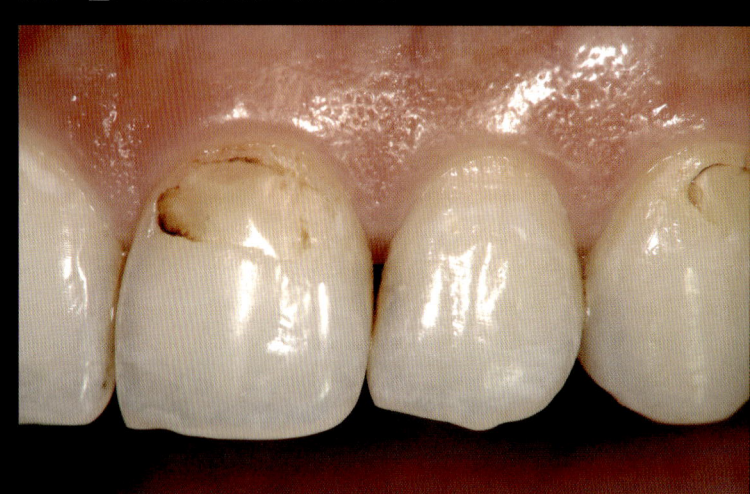

歯面研磨後．もともとの窩洞の範囲が明らかになった．

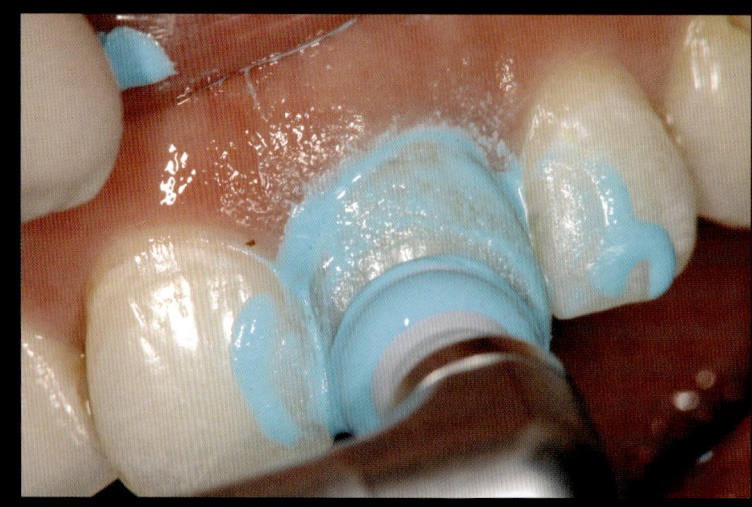

CR の除去後，充塡操作に入る前に，接着阻害因子となるバイオフィルムを除去するために歯面清掃を行う．研磨剤はフッ素の入っていないものを使用する．

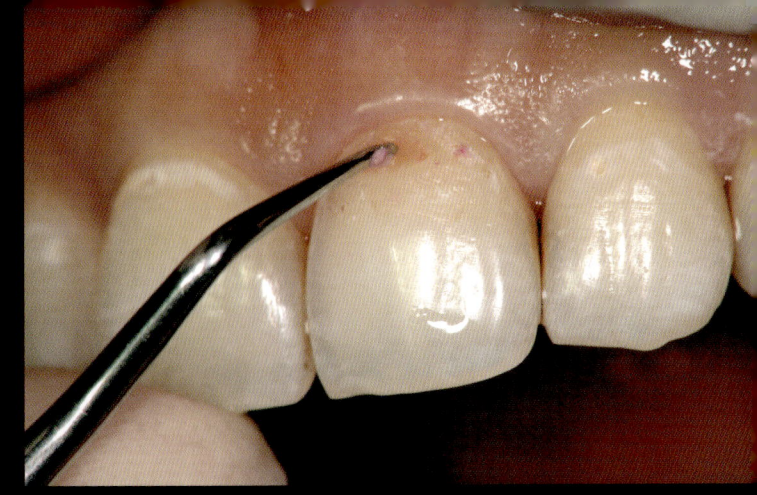

齲蝕検知液（カリエスチェッカー）と手用器具を用いて，最小限の削除量にとどめる．

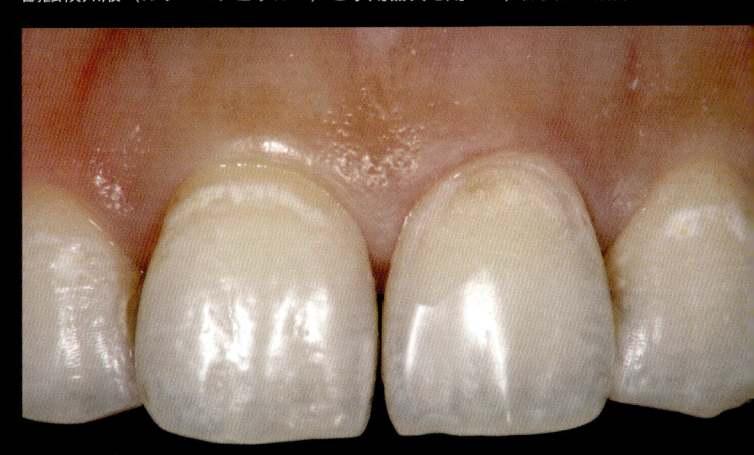

窩洞形成後．ほぼエナメル質の範囲内の窩洞である．

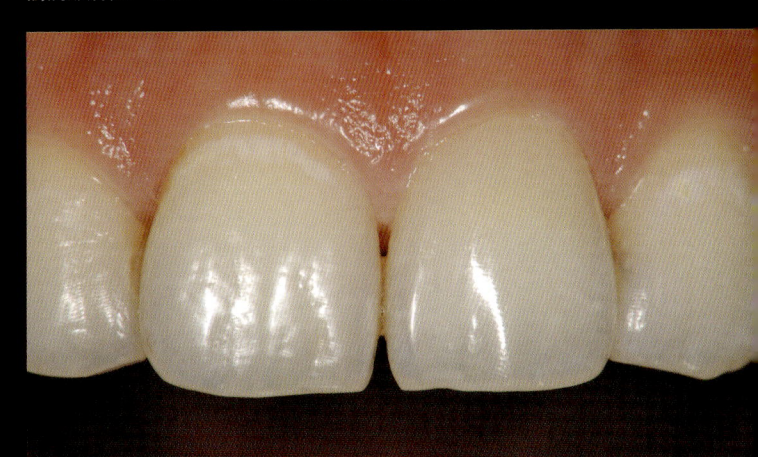

術後．エナメル質の範囲の浅い窩洞だったので，カメレオン効果のある CR（エステライトプロ：トクヤマデンタル）を用いて審美的な結果を得た．

第3編

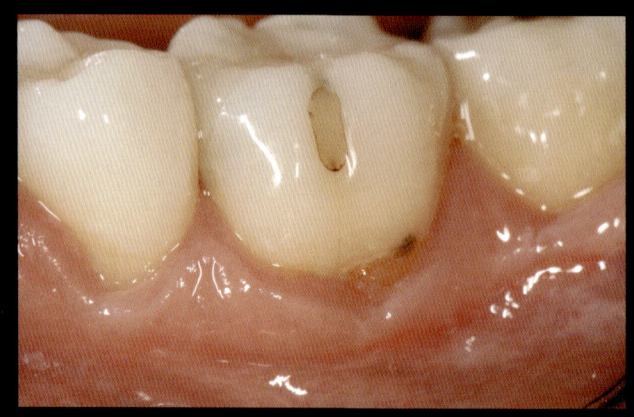

CR修復の臨床例

Case2

根面齲蝕．根面齲蝕は歯肉の退縮によって歯根の象牙質にも生じるため，齲蝕の境界が不明瞭なことが多く，プラークの停滞により周囲の歯周組織の炎症を併発しているケースも多い．基本治療を行い，歯周組織が改善された後にCR充塡を行うとよい．

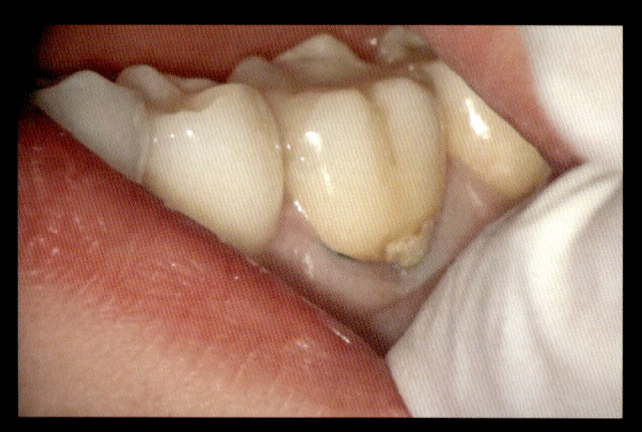

基本治療後（圧排糸挿入時）．歯周組織は改善されている．

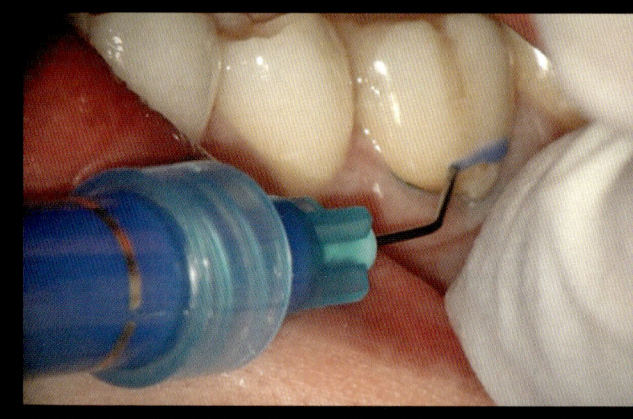

浸潤麻酔と圧排糸の挿入を行い，齲蝕を除去してエナメル質にベベルを付与した後，リン酸エッチングを行った．浸潤麻酔は除痛と歯肉溝からの出血や滲出液を抑えるため，また，圧排糸の挿入は齲窩の範囲を明確にし，形成時に歯肉を保護して充塡による段差をなくすために行っている．

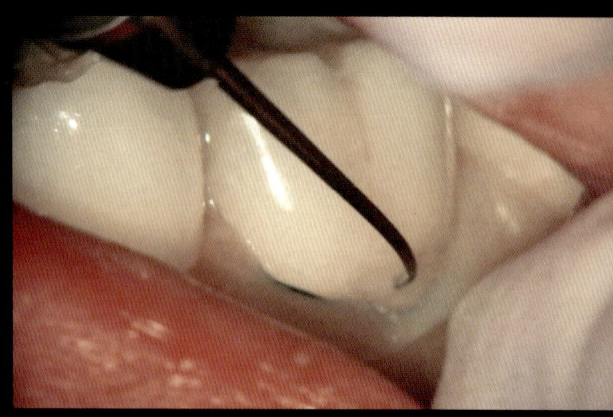

接着処理後，フロアブルレジンを全体に薄く置いて光重合を行った．

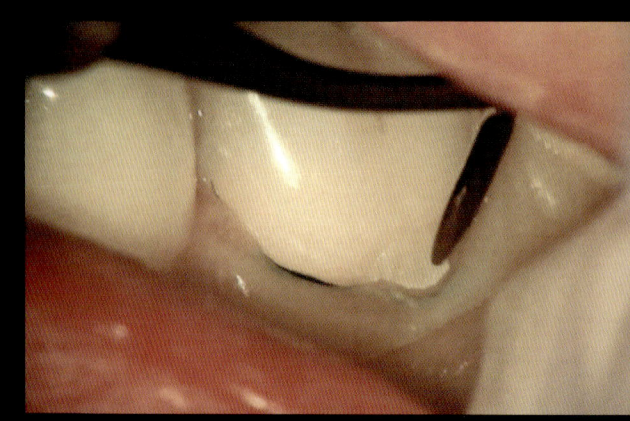

その上にボディシェードを積層した．ここでは色彩よりもきっちり

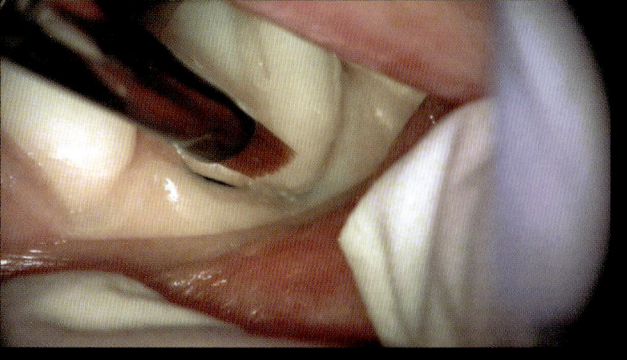

全体をスムーズで移行的にし，余剰部は探針などで除去する．

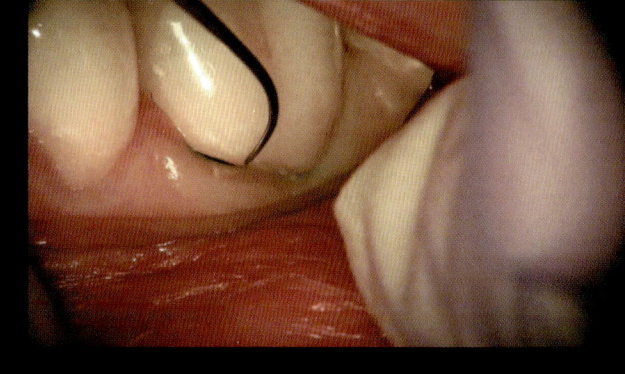

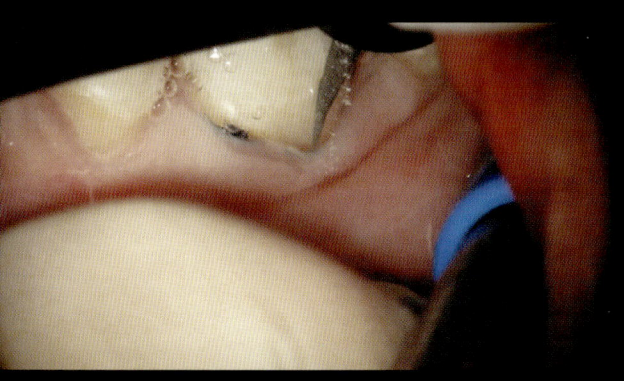

ダイヤモンドバー（ファイン）を用いて歯頸部のマージン部を注意深く研磨し，手裏剣状のシリコーンポイントで仕上げる．

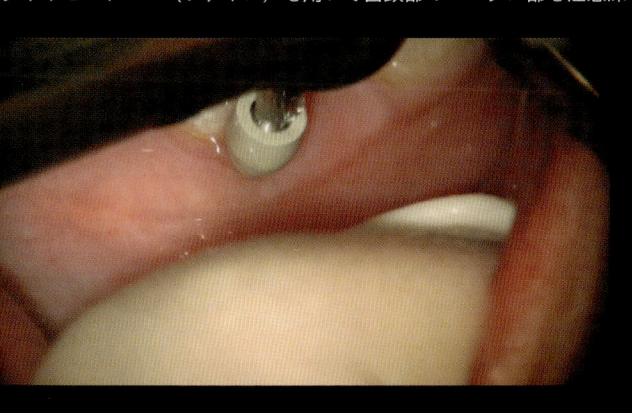

マージン部以外は砲弾型のシリコーンポイント（ソフレックス™ スパイラル；3M）を使用して研磨する．

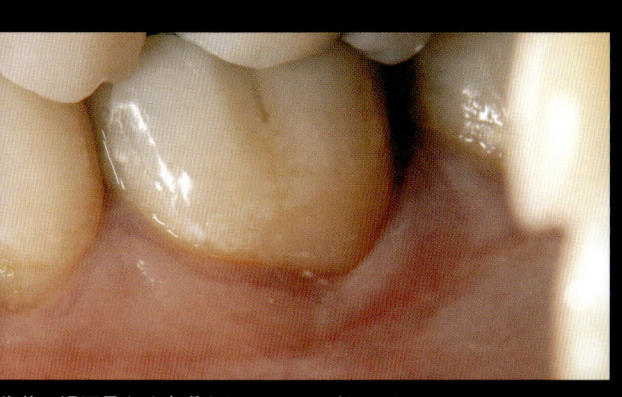

術後．過不足なく充填されているのがわかる．

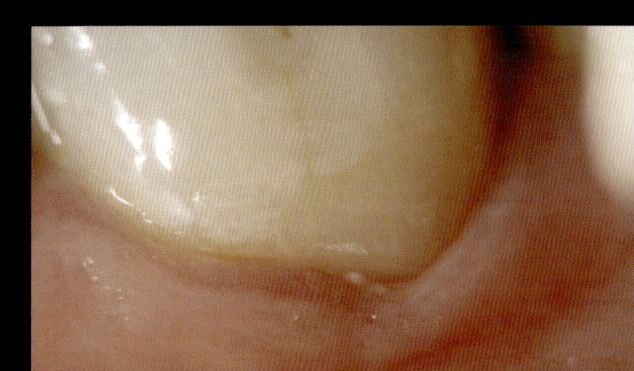

第3編

CR修復の臨床例

3. 外傷への対応（Ⅳ級，Ⅵ級）

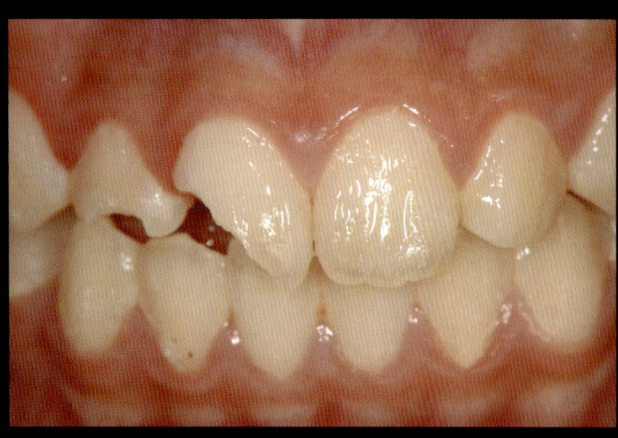

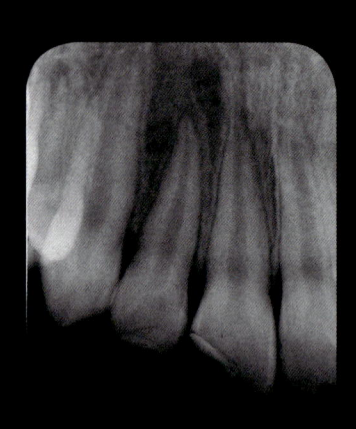

患者は12歳，女子で，転倒による前歯の破折で来院した．2 1| が大きく破折している．
1| は露髄が疑われる．

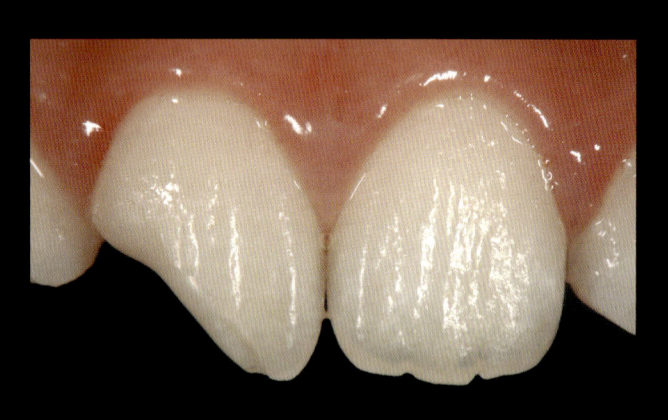

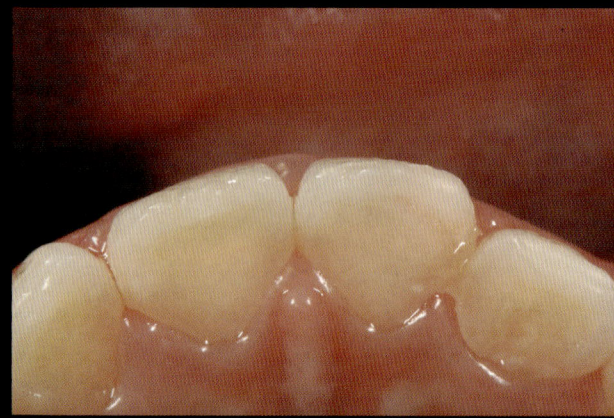

緊急的な処置として 1| はボンディング材で覆髄し，2 1| の象牙質面全体をCRで封鎖した．口腔外の外傷を優先して治療し，2カ月後に歯髄診断（アイステスト）を行ったところ生活反応を示した．違和感や打診痛などの症状もなかったため，保護者にコンサルテーションした結果，CRによる侵襲の少ない治療を希望したため，その後のリスクなども説明して同意を得た．

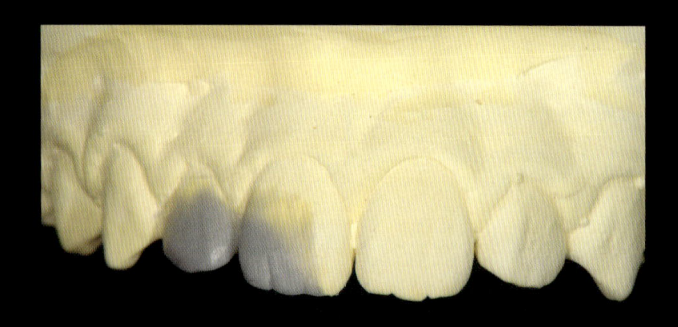

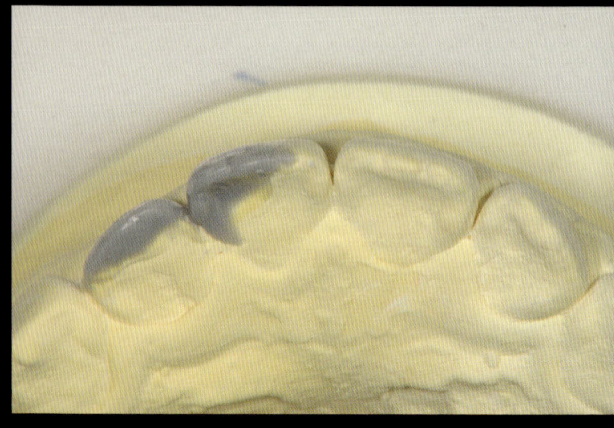

広範囲な歯冠破折のため診断用ワックスアップを行った．

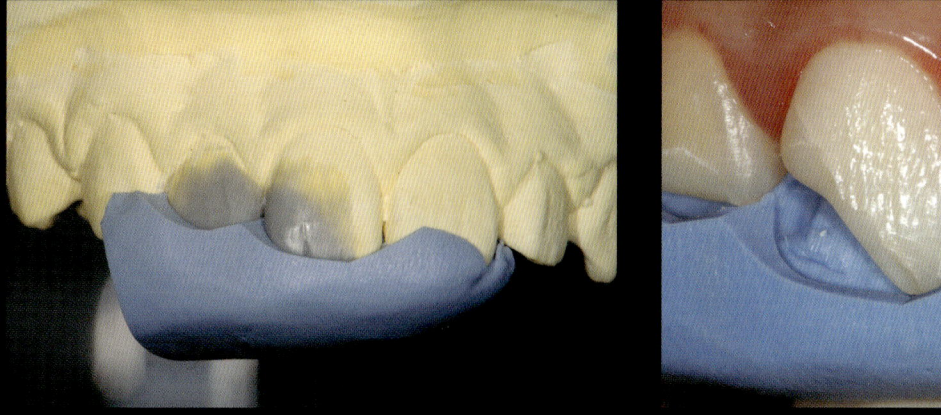

診断用ワックスアップをもとにシリコーンインデックスを作製し，口腔内に試適する．

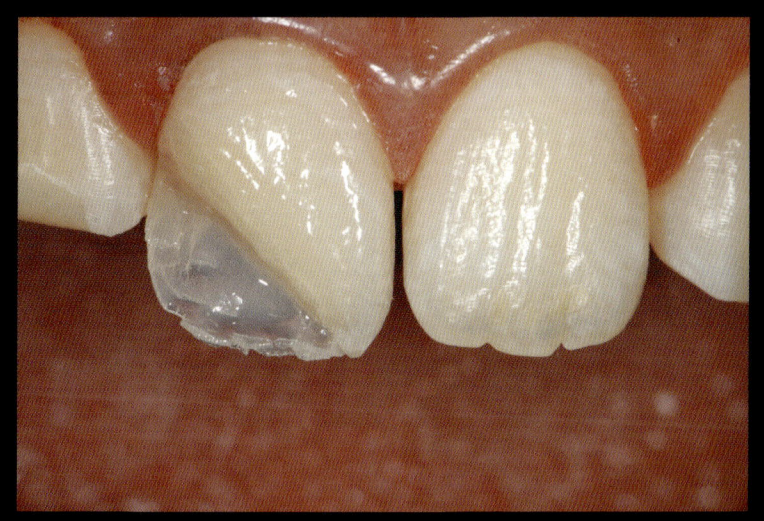

1｜の CR 修復．シリコーンインデックスを用いてバックウォールを作製する．

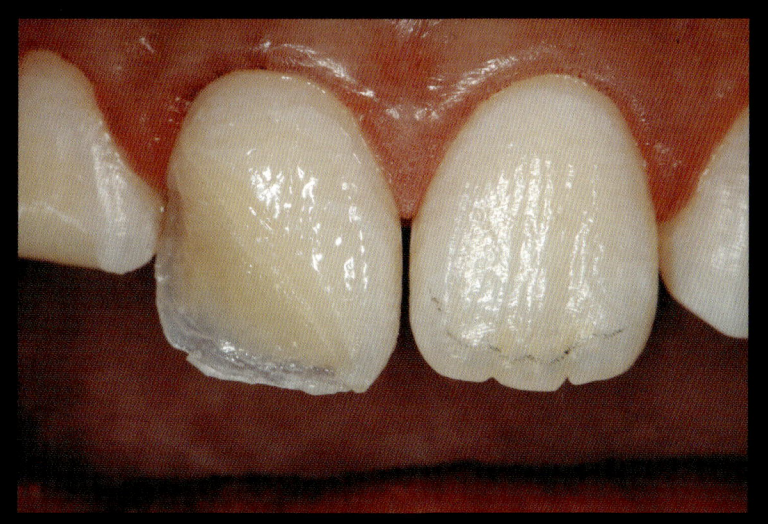

バックウォールの上にデンティンシェードを築盛する．｜1 切縁部のマメロンの形態をフェルトペンで描き，参考にする．

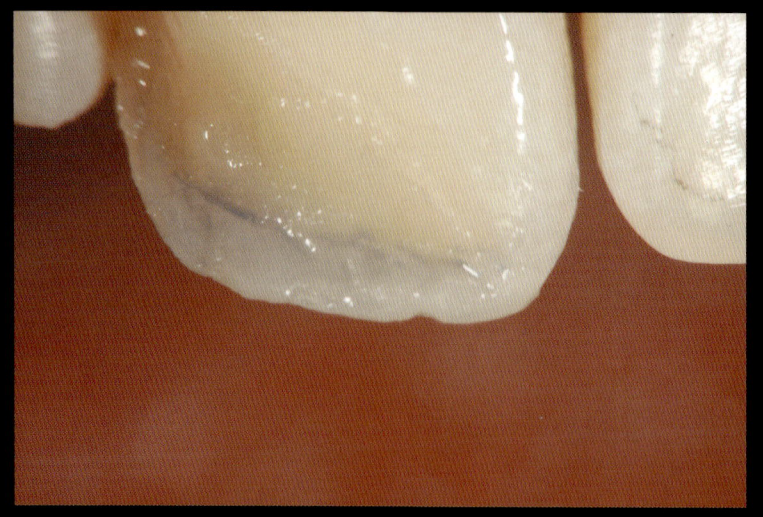

第3編
CR修復の臨床例

切縁部のインサイザルハローも表現する．特に，若年者の場合はリアル感が出る．

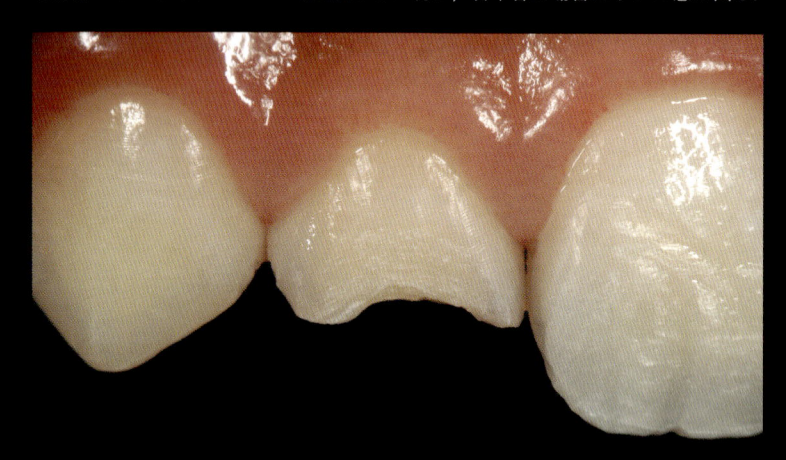

2| のCR修復．唇側と口蓋側にベベルを形成する．

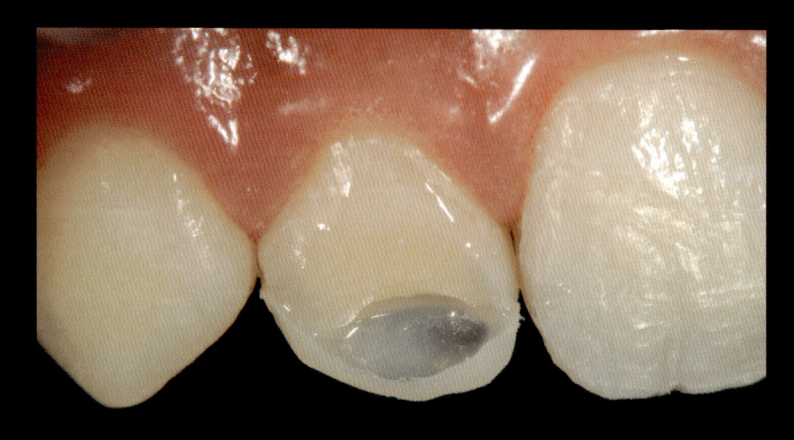

バックウォールを作製し，デンティンシェードを築盛する．

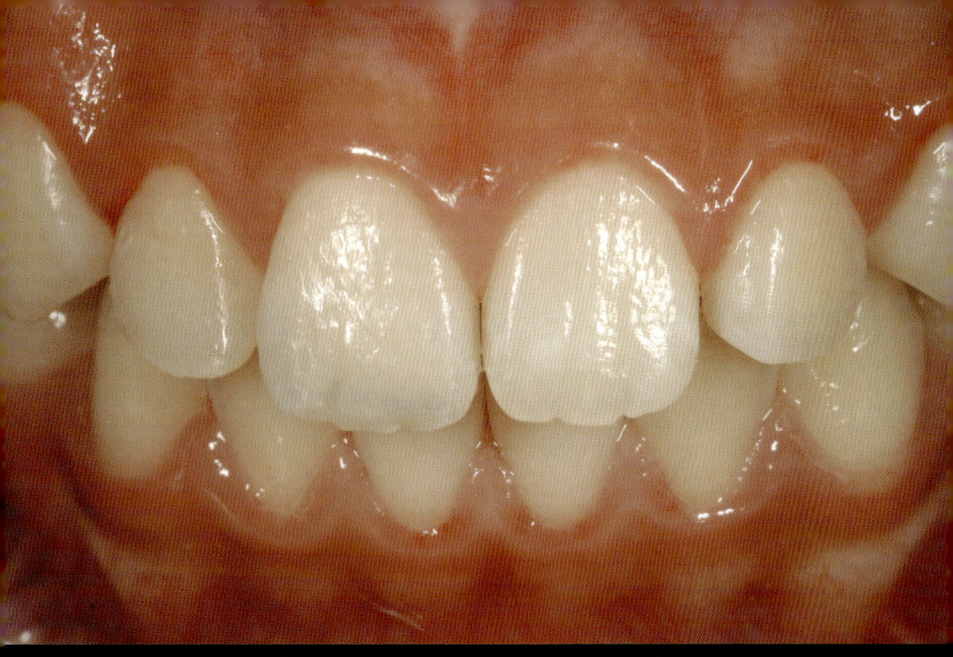

レイヤリング後．レイヤリングは CR に色の深みを与える．色調だけでなく，テクスチャーやディテールを表現することが大切である．

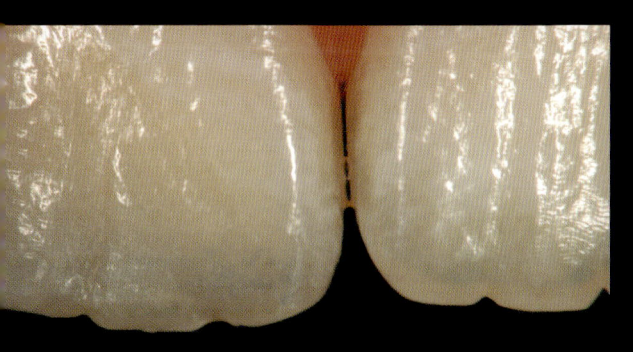

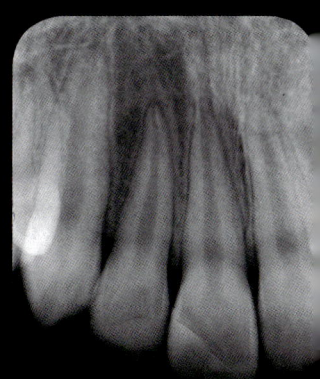

微細な構造や色の深みが再現されていることがわかる．エックス線写真で確認しても隣接面まで移行的に修復できている．根尖部の歯根膜腔が拡大しているので経過観察が必要である．

第3編

CR修復の臨床例

4. 歯間空隙の閉鎖

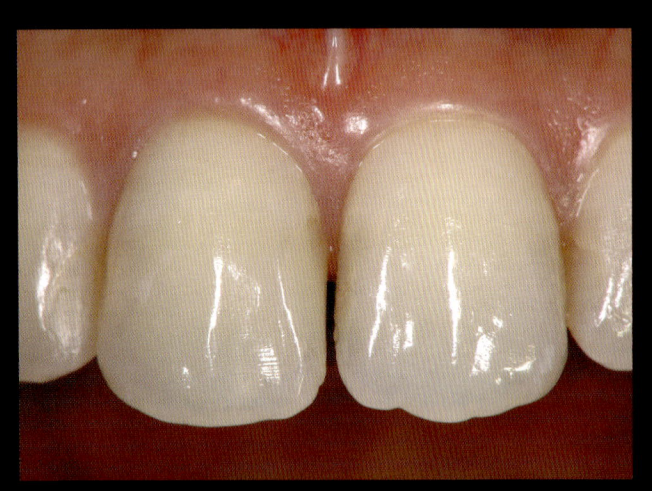

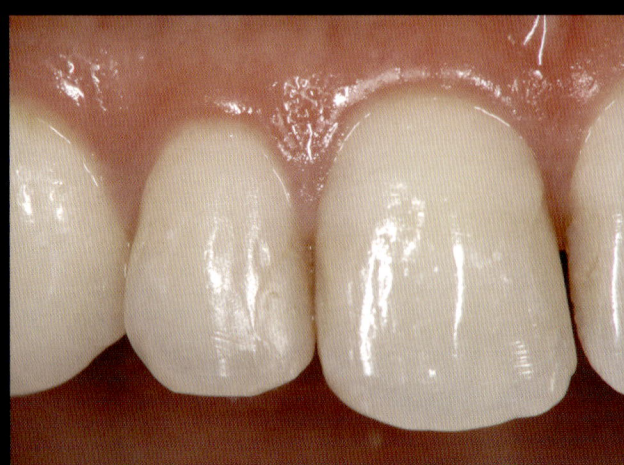

Case1

矯正治療後の後戻りのため，1|1 間に正中離開が認められる．1|1 間の空隙を二等分して CR 修復を行うと，空隙が小さく左右対称性を得るのが難しいため，1|1 間の空隙は LOT で閉鎖し，2 1| 間に CR 修復を行うこととした．

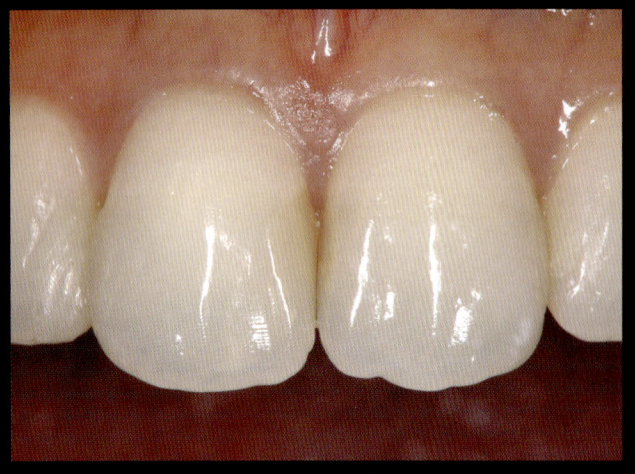

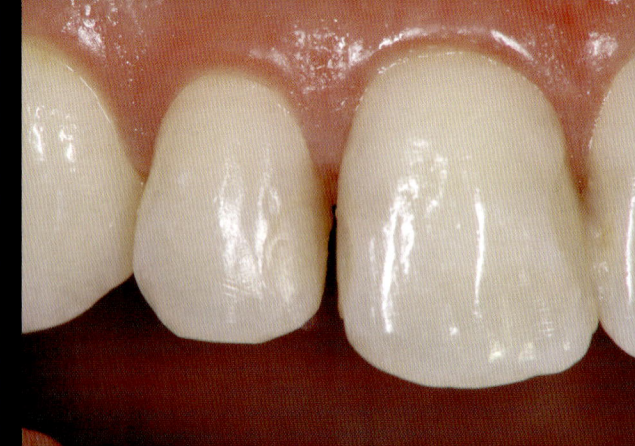

LOT 後．2 1| 間に空隙ができた．

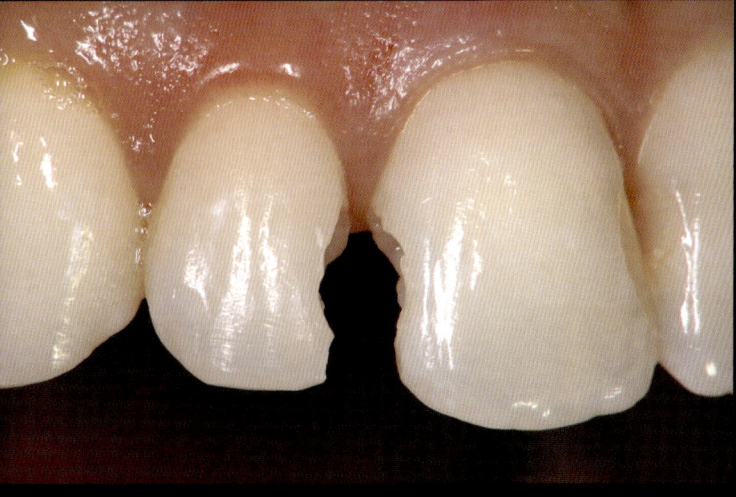

CR の変色もあったので，その修復も含めて CR 修復を行った．

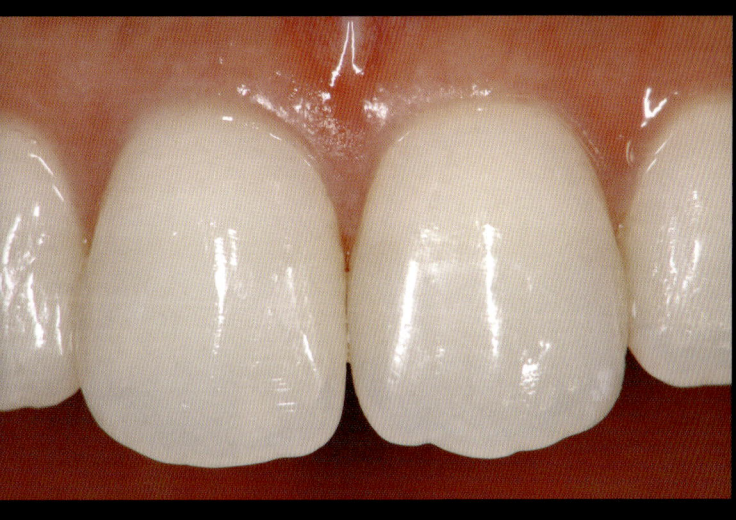

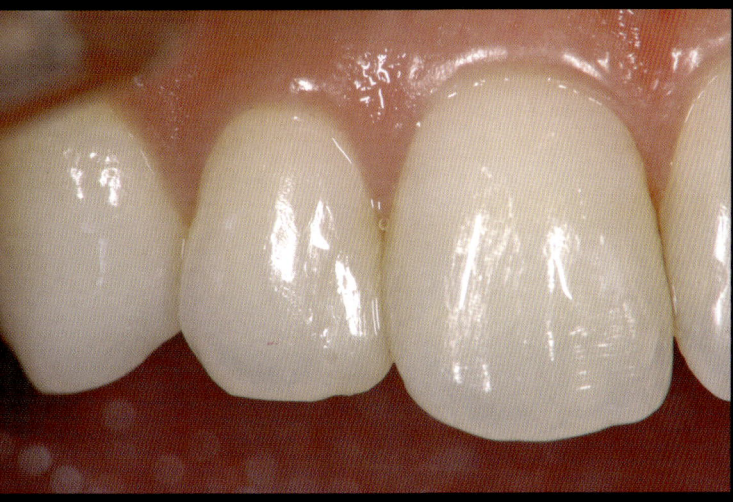

CR 修復後，2|1 の空隙は閉鎖されている．

第3編

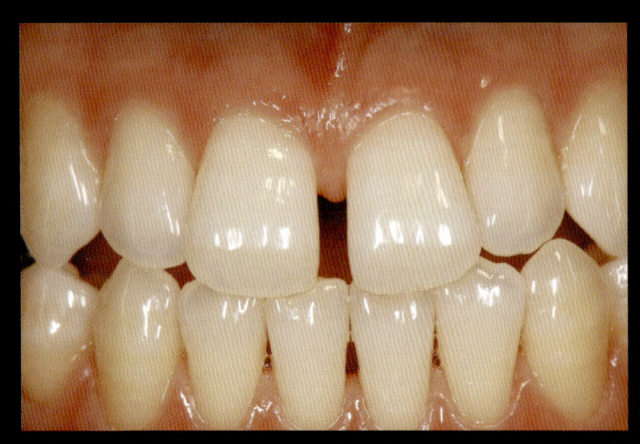

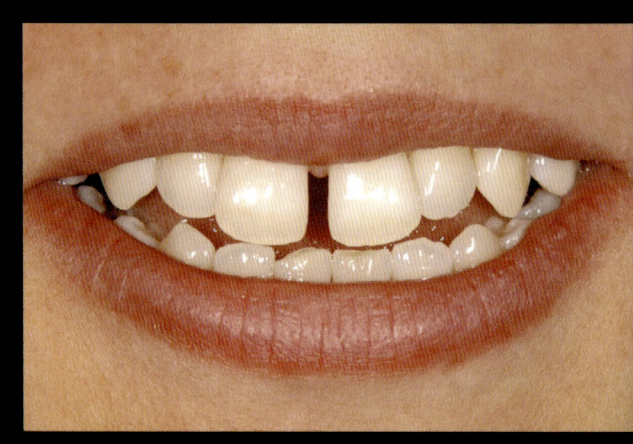

CR修復の臨床例

Case2

患者は20歳代の女性で「前歯部の隙間が気になる」ことを主訴に来院した．患者の希望は「なるべく歯を削らないでほしい」とのことであった．スマイルがぎこちなく，人前で笑うことに抵抗があるようだった．

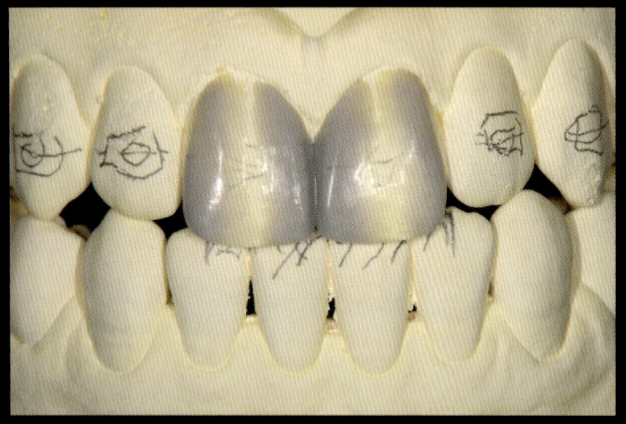

診断用ワックスアップをして患者にコンサルテーションを行ったところ，1|1 が大きくなることに抵抗を示した（当時はモックアップを行っていなかった）．そこで，正中離開を LOT で閉鎖し，新たに生じる空隙を CR で修復して対合歯を咬合調整することを提案した．

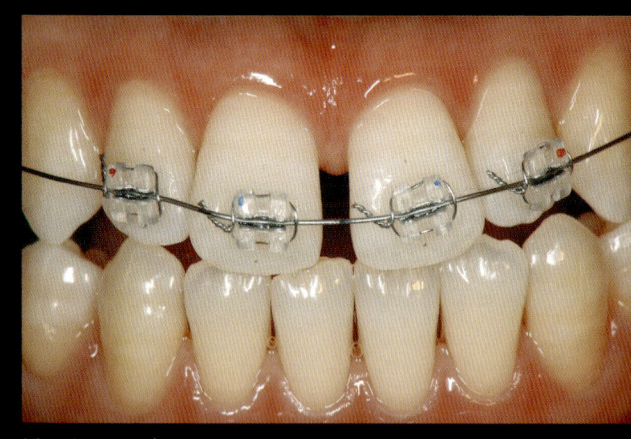

矯正治療中．|1 の歯軸を正し，前歯部が舌側に移動しないように心がけた．

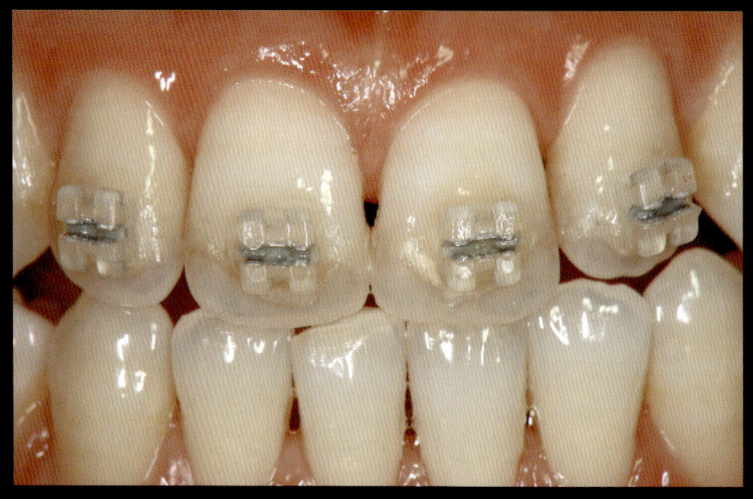

LOT により 1|1 間の空隙が閉鎖し，|1 の歯軸も是正された．

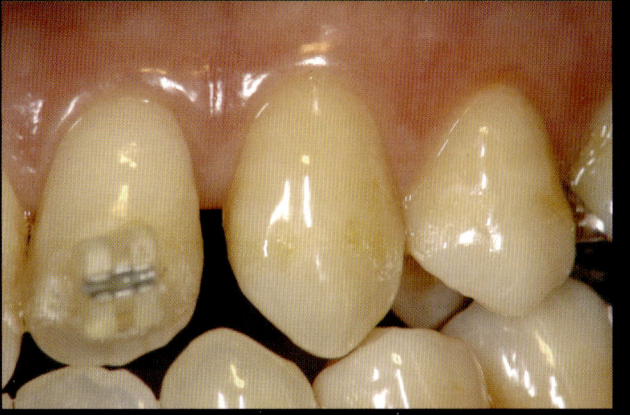

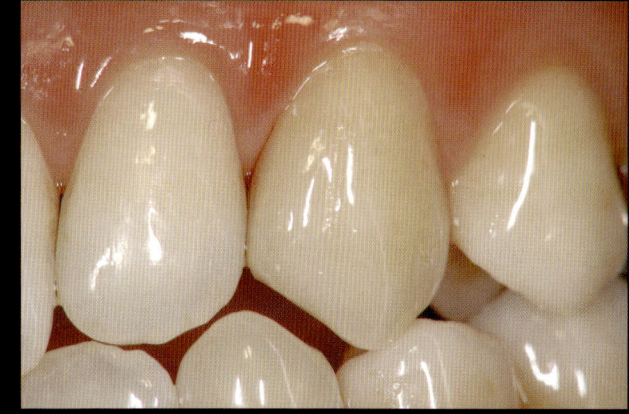

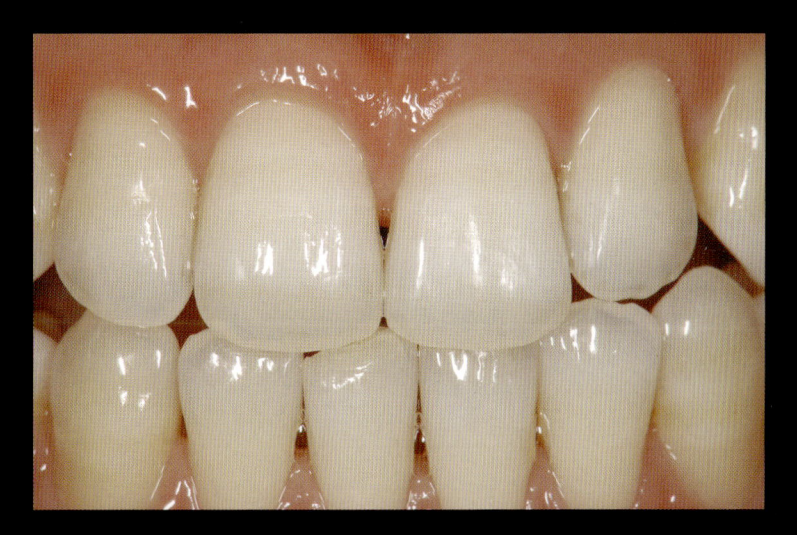

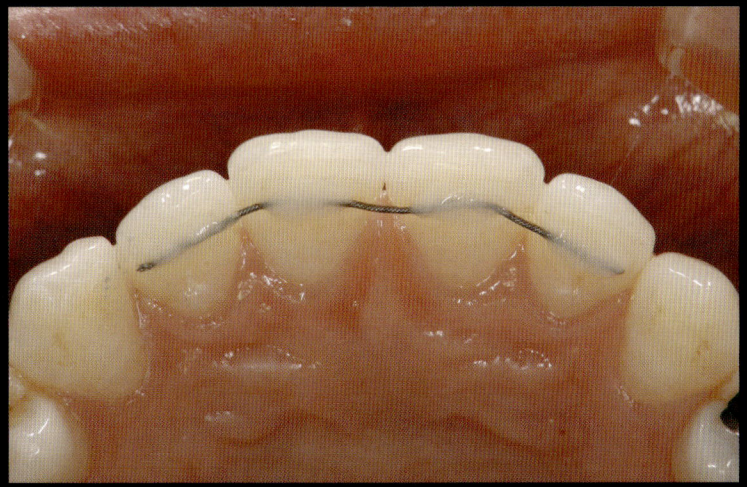

|2 3 間に空隙が生じたため，CRで空隙を閉鎖した．|2 と |3 のコンタクトポイントの再現は，反対側の関係を模型で確認しながら行った．

術後．後戻り防止のためワイヤーで固定している．

第3編
CR修復の臨床例

5. 歯冠幅径の回復
Case1

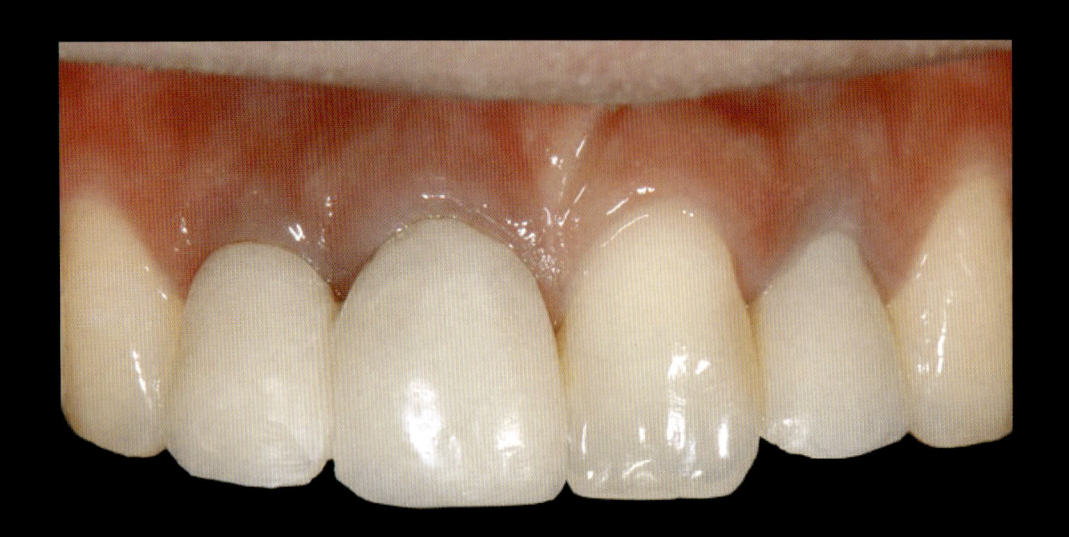

術前．他院で 2 1|2 にテンポラリーを装着したが，このままでは4前歯のバランスが悪い．

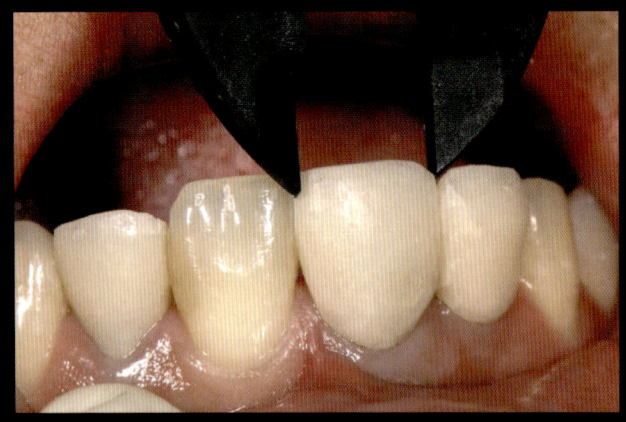

デジタルノギスで4前歯の幅径を測定．|1 近心に CR を充塡することで近遠心的幅径を大きくし，1| とのバランスをとることとした．

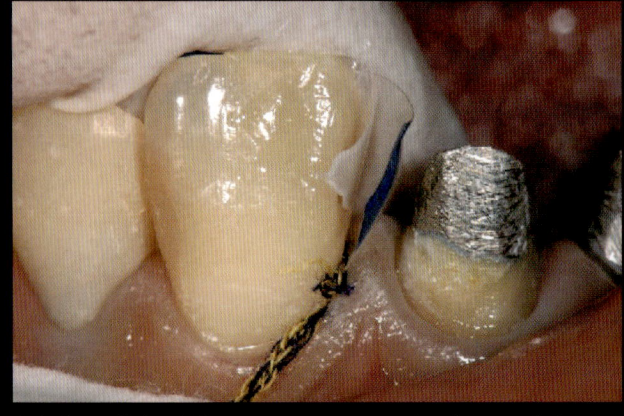

歯肉溝に圧排糸を挿入し，あらかじめカービングされた透明のマトリックスを使ってフロアブルレジンでバックウォールを作製した．この際，フロアブルレジンは可能な限り薄くする．

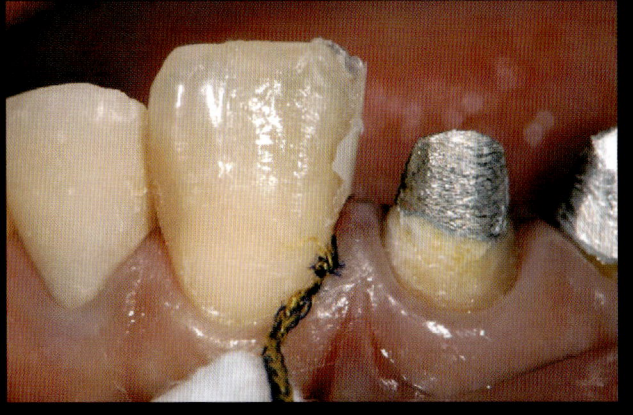

A3のエナメルシェードを充填し，近心の形態を調整する． 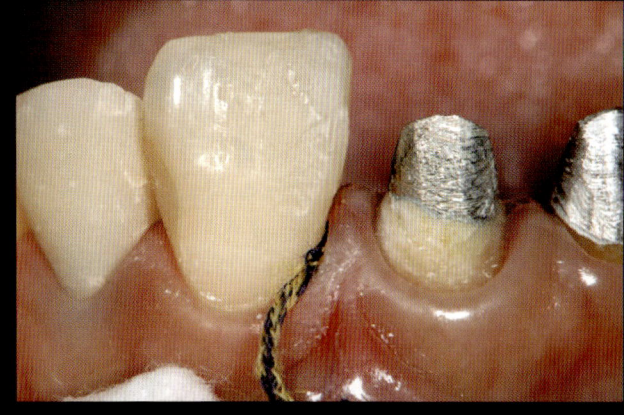　　　　　　　　A3のボディシェードとエナメルシェードを充填した．

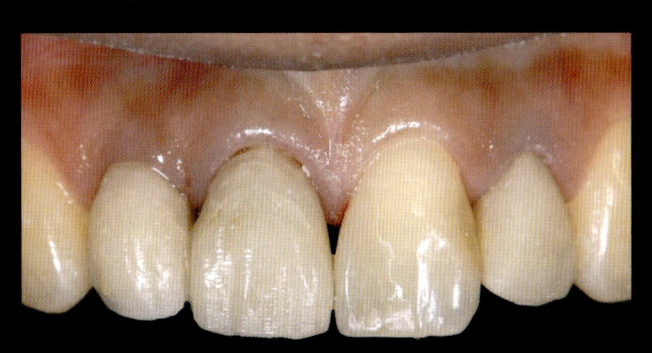

装着されていたテンポラリーをチェアサイドで調整し，幅径のバランスをとる．その後，印象採得を行って歯科技工所にプロビジョナルの製作を依頼した．

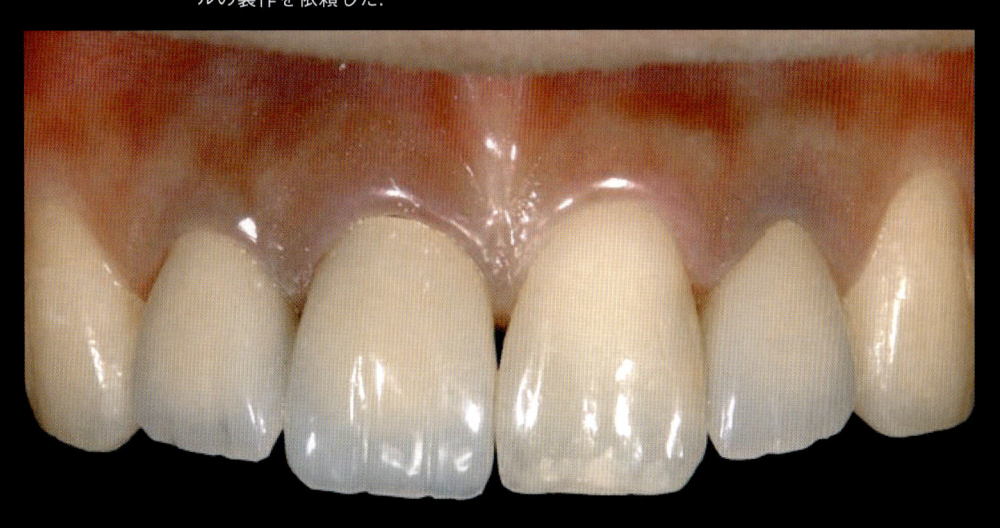

プロビジョナルを装着したところ．対合関係もあるので限界はあるが，4前歯のバランスがとれている．この後，最終補綴へと進めていく．

51

第3編

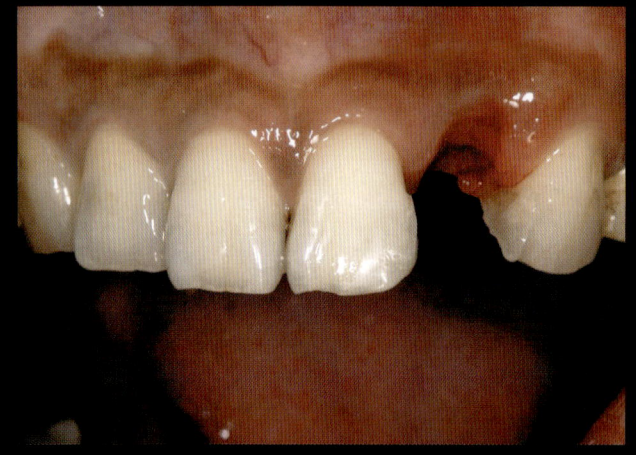

CR修復の臨床例

Case2

術前．|2 を歯根破折により抜歯した．

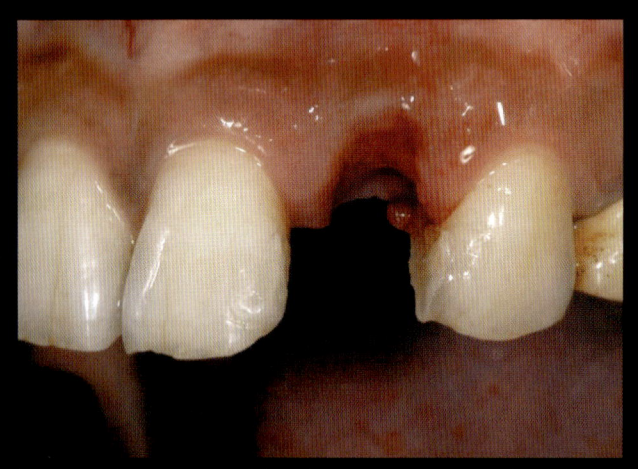

|2 はインプラントによる修復を行うが，このままだと歯冠幅径が大きすぎて6前歯のバランスがとれない．

そこで，|3 の近心に CR を充填し，|2 の幅径を調整した．

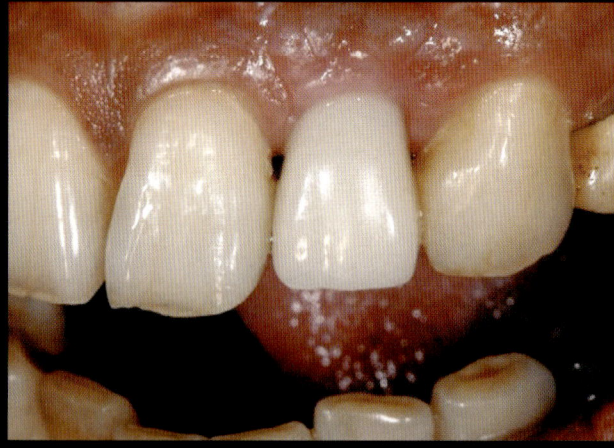

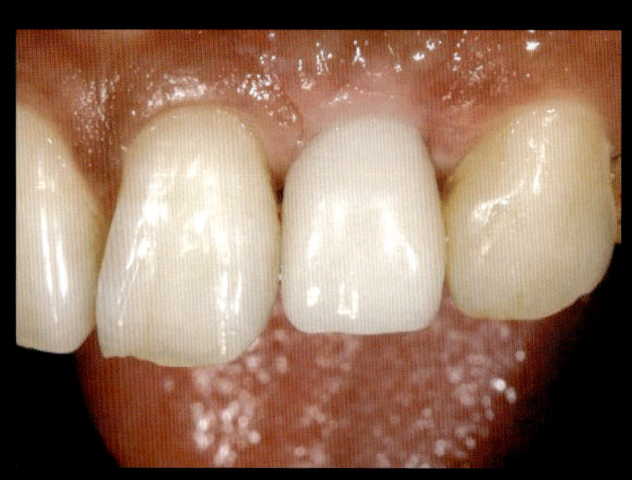

|2 のプロビジョナルを微調整する．

|2の最終補綴を行い，|3のCRを修正・研磨した．

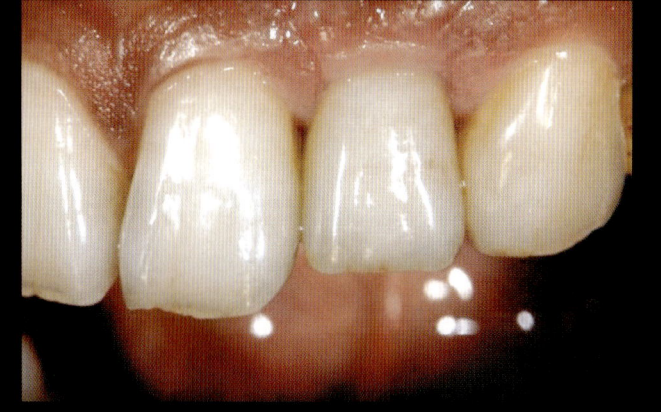

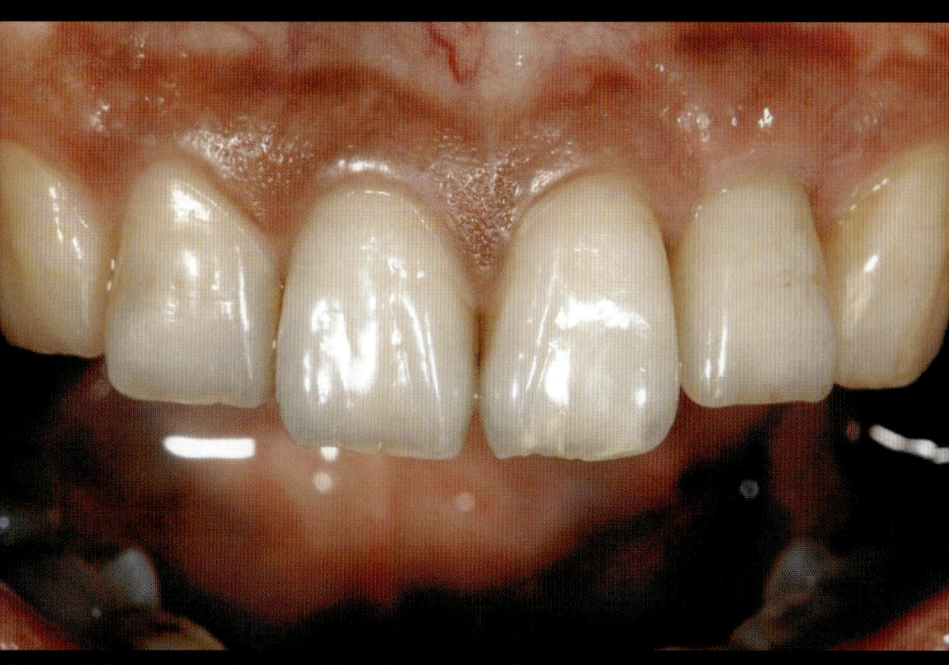

術後．6前歯のバランスがとれ，審美的に満足のいく結果となった．

6. キャラクタライズ

Case1

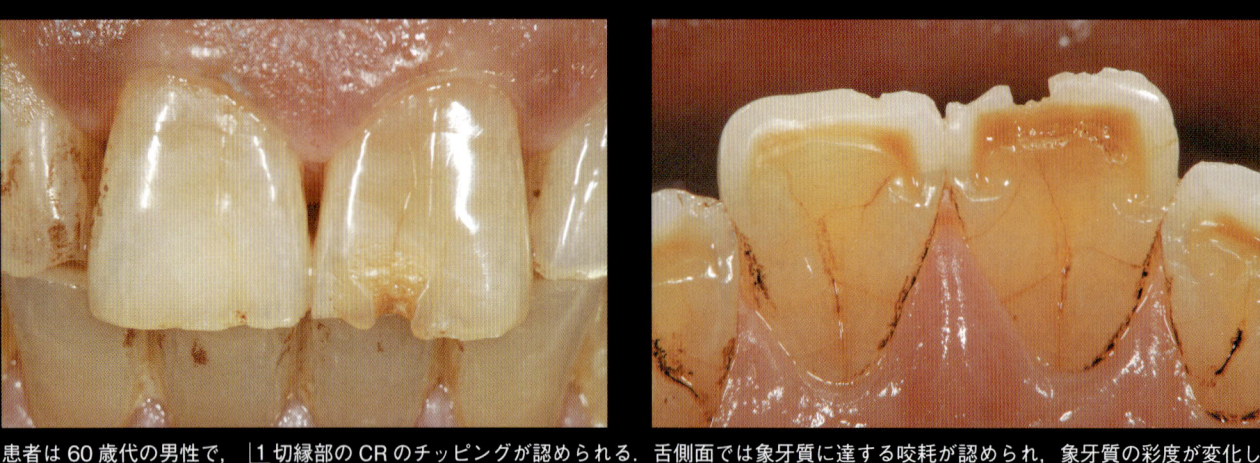

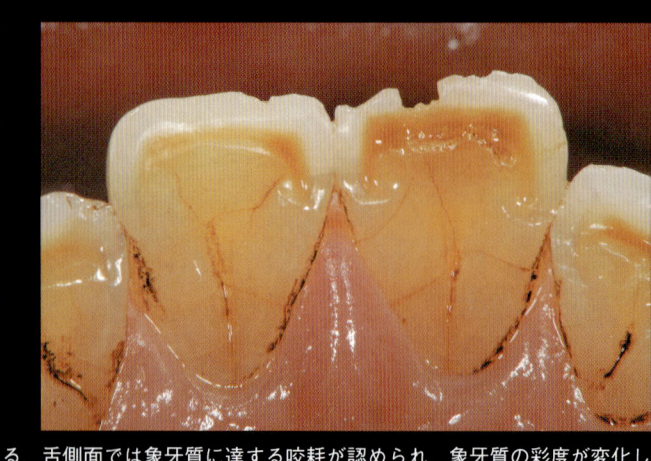

患者は60歳代の男性で，|1切縁部のCRのチッピングが認められる．舌側面では象牙質に達する咬耗が認められ，象牙質の彩度が変化していることがわかる．
このようにエナメル質が咬耗，摩耗により薄く脆弱化している場合，咬合圧が加わることでクレーズラインやクラックが起こり，そこにステインが沈着する．これらを表現するにはレイヤリングだけでなく，ティントなどを用いてその色合いや特徴を表現する必要がある．

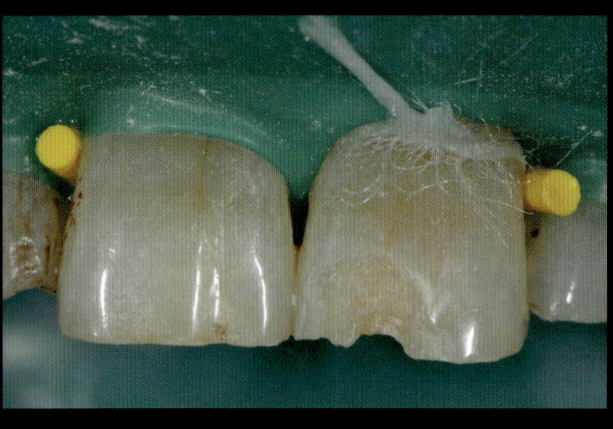

CRを除去し，窩洞形成を行った．象牙質周囲のエナメル質にはベベルを付与している．

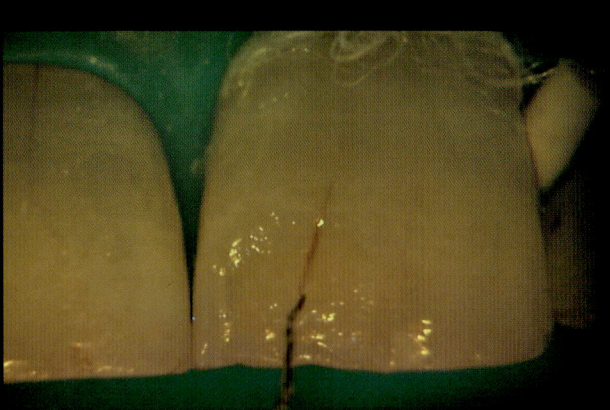

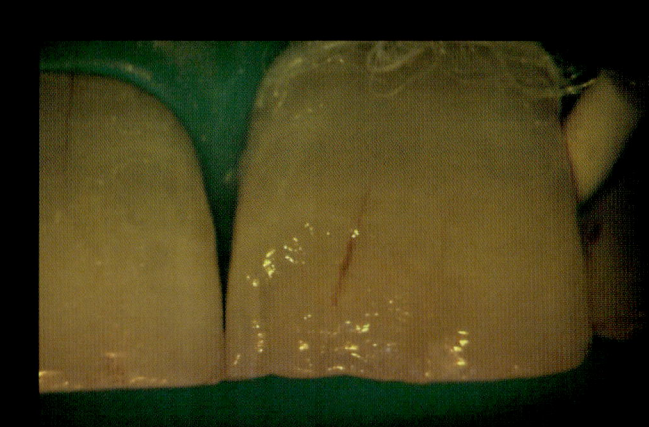

ボディシェードの上にエナメルシェードをレイヤリングした後，エンド用ファイルを使用して現存するクレーズラインを切縁方向に延長し，光重合を行った．その後，クレーズラインの色に合わせてオリーブ色やダークブラウン色のティントをエンド用ファイルの先で塗布した．

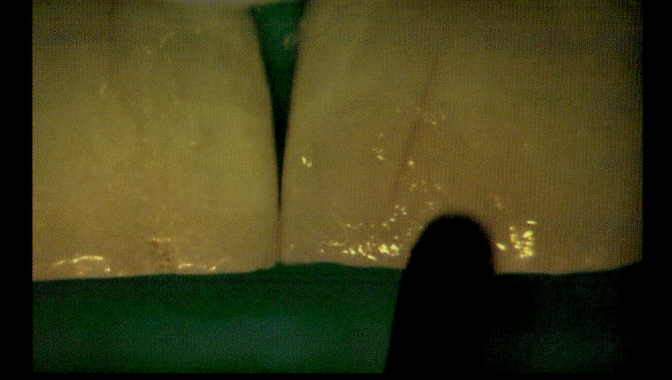

その上にエナメルシェードを積層する．

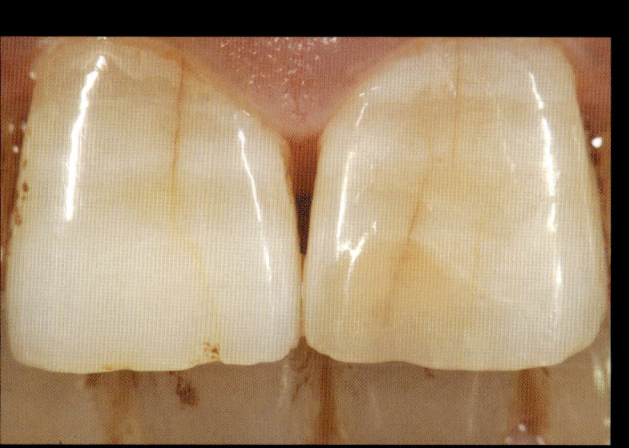

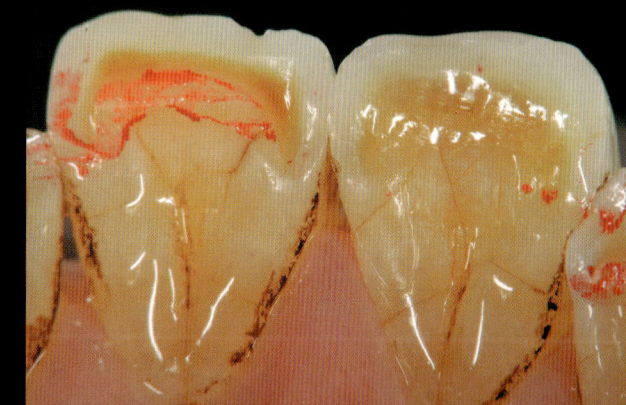

術後．明度が低いようにみえるが，これは歯面の乾燥による．このようなことは多いので，慌ててやり直さないように注意する．

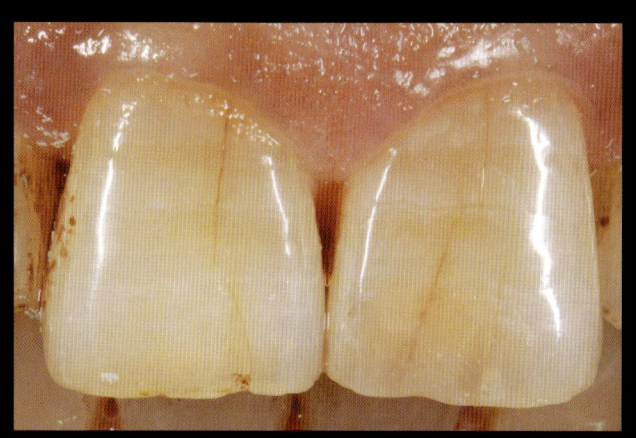

1週間後．歯の色調はマッチしている．クレーズラインも自然に仕上がっている．

Case2

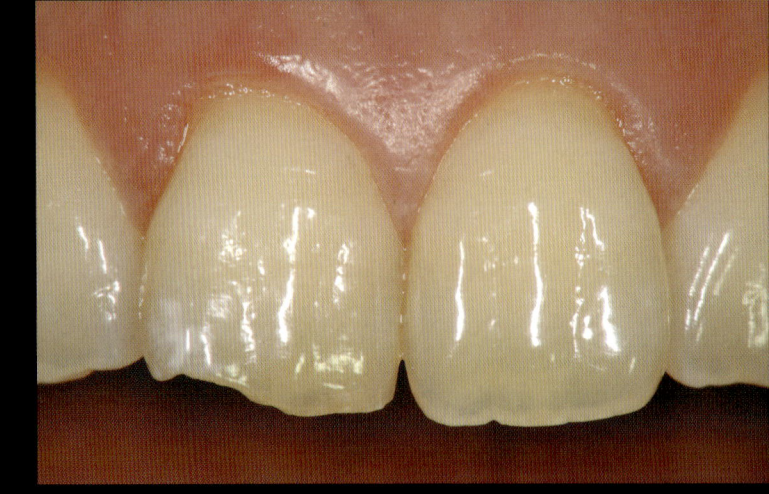

1 | 切縁部にチッピングが認められる．

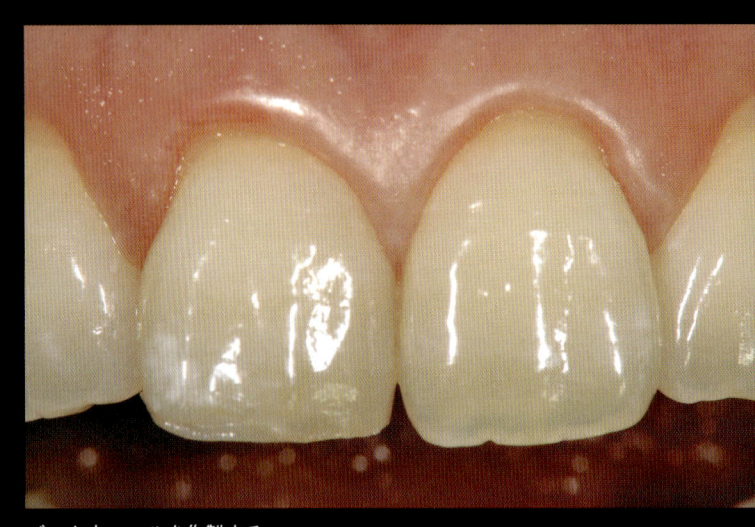

バックウォールを作製する．

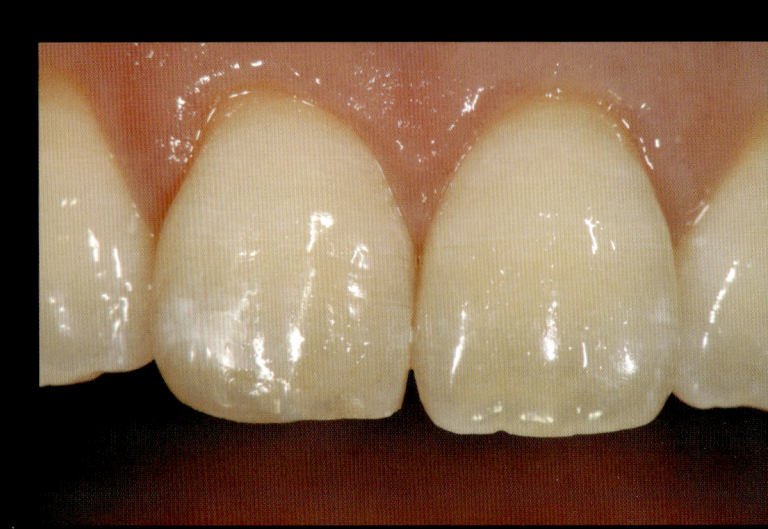

単にカメレオン効果の高いペーストを詰めただけで，全体的に彩度が高い．

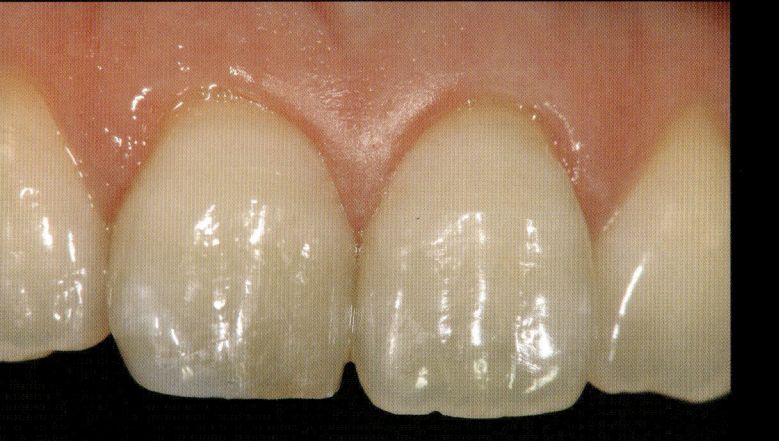

トランスシェードとエナメルシェードでレイヤリングを行ったが，切縁の透明感のある部分が再現できず，全体的にも明度が上がり，充塡部分が浮いている．

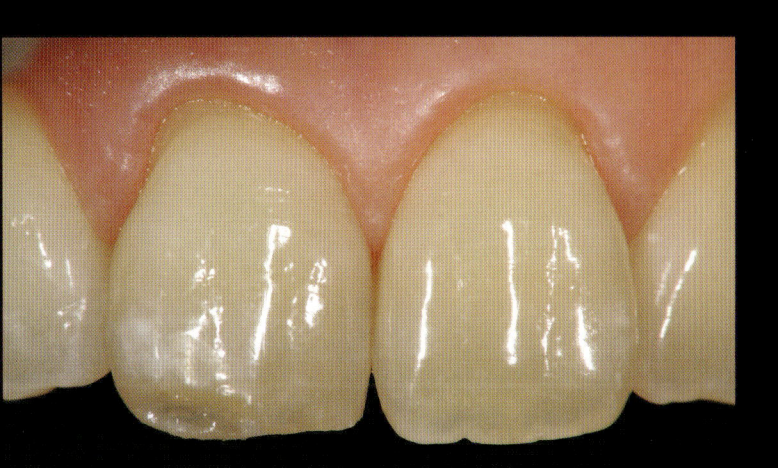

ボディシェードでマメロン構造をつくり，切縁とマメロンの間の部分にブラウン色のティントを薄くのばす．その上にトランスシェードのフロアブルレジン，さらに全体にエナメルシェードを築盛した．

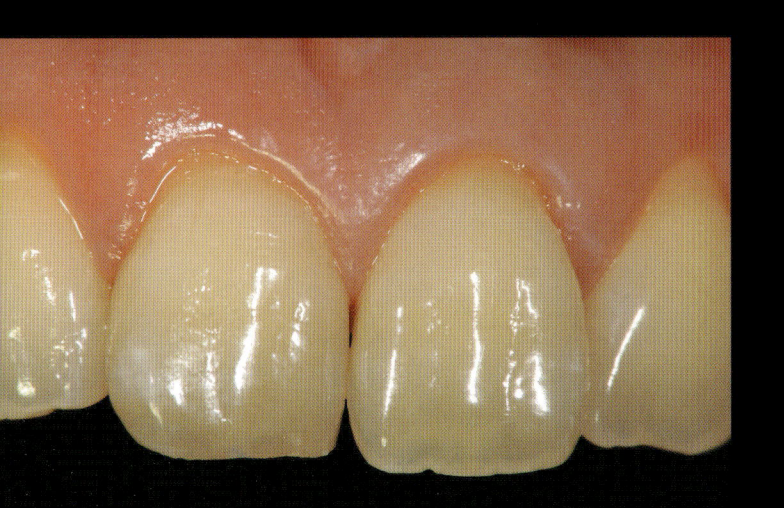

術後．内部構造が再現され，自然観のある仕上がりとなった．

第3編
CR修復の臨床例

7. 形態の変更（セミダイレクト）

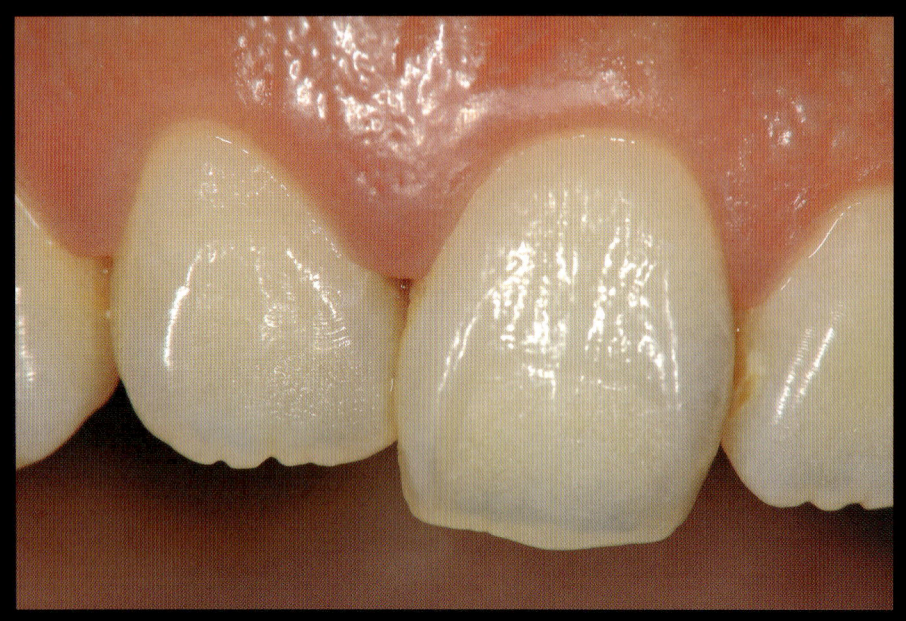

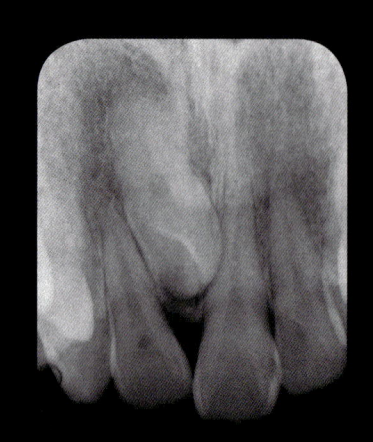

術前．1|が埋伏し，2|が1|の位置に萌出している．

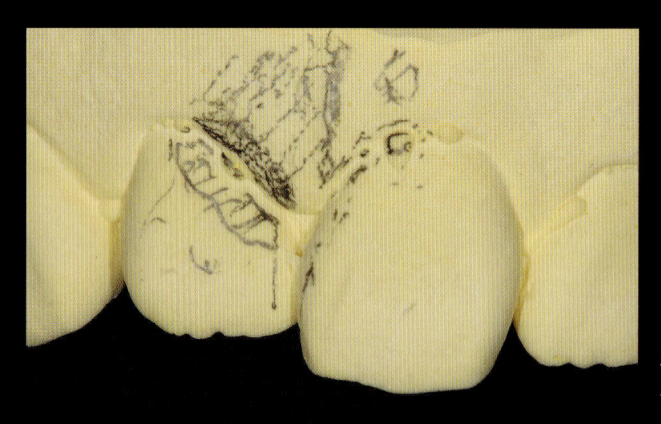

模型上で診査を行ったところ，|1 は近心傾斜しており，歯頸線は左右非対称であった．

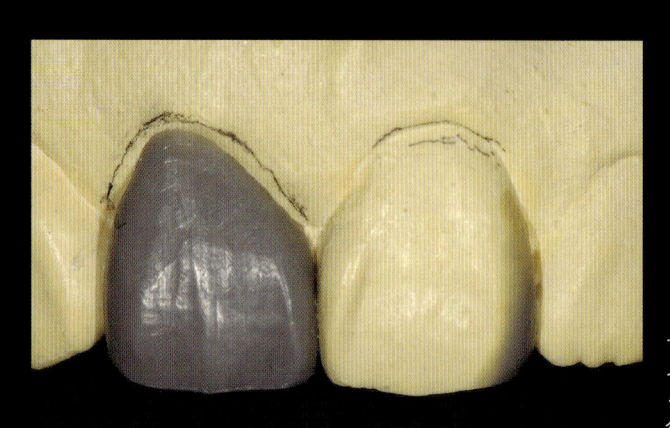

|1 は隣接面の一部をディスキングして歯軸がまっすぐなようにみせかけた．そのうえで，2|1 が左右対称になるように 2| の診断用ワックスアップを行った．

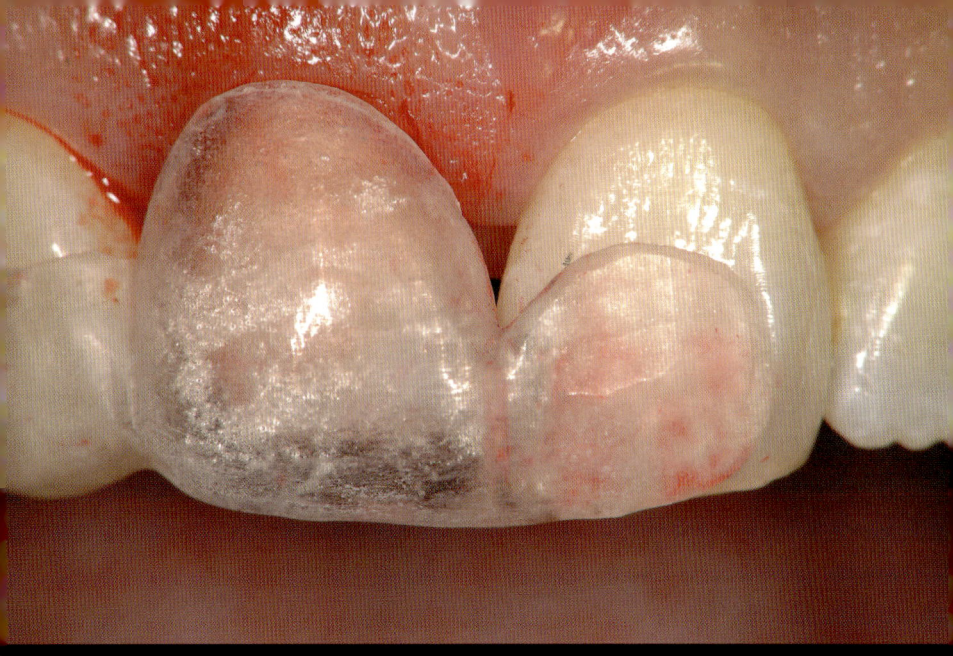

サージカルステントを用いて歯肉切除を行った.

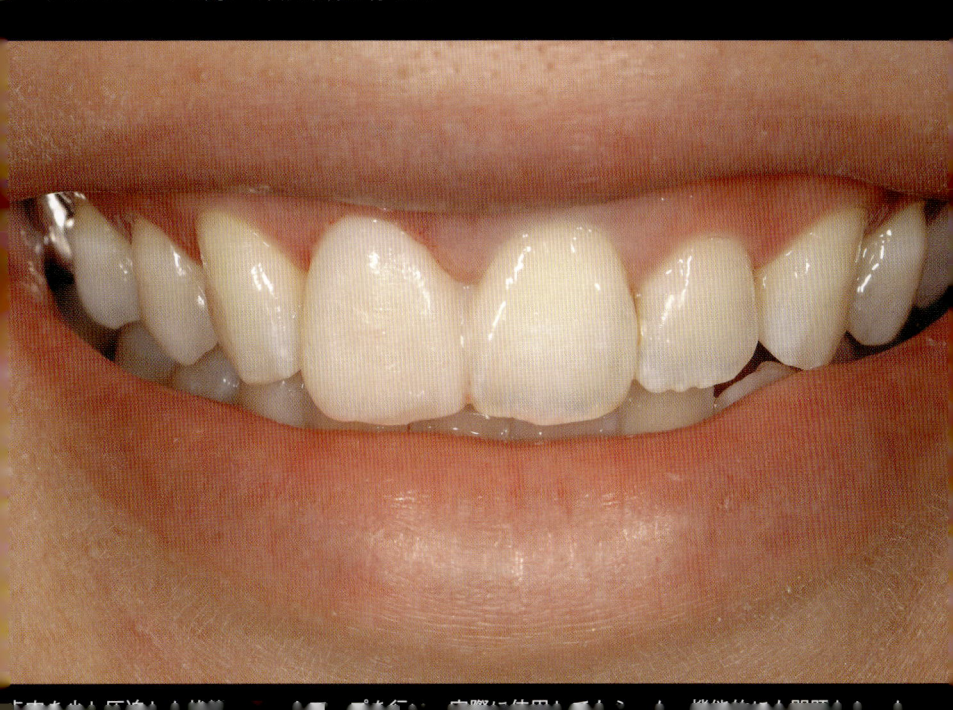

第3編

CR修復の臨床例

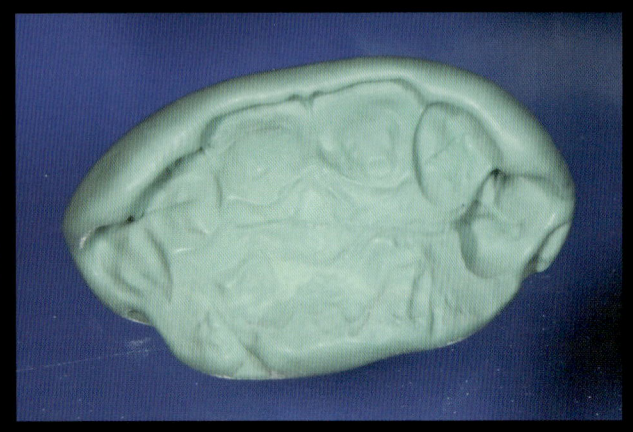

切縁部分のフレームをつくるためにシリコーンインデックスを作製した．

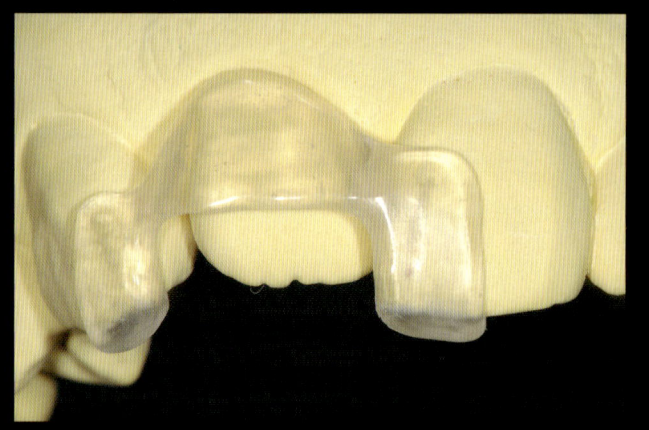

歯頸部からの立ち上がりの形態をつくるために充塡用ステントを作製した（フリーハンドでの作業を避けるため）．

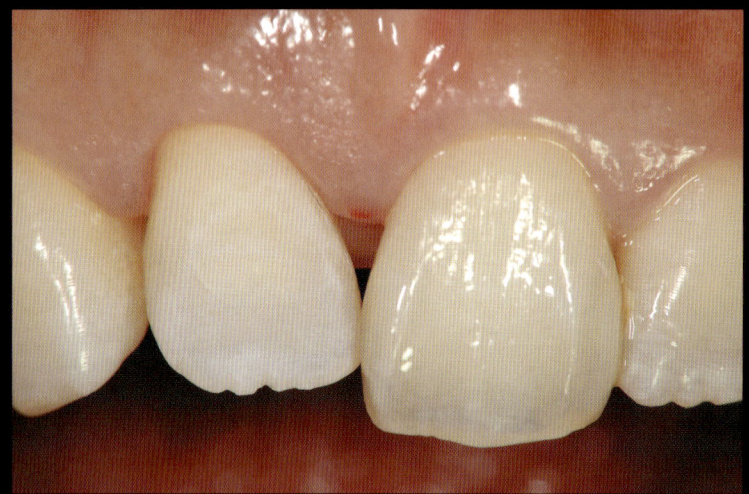

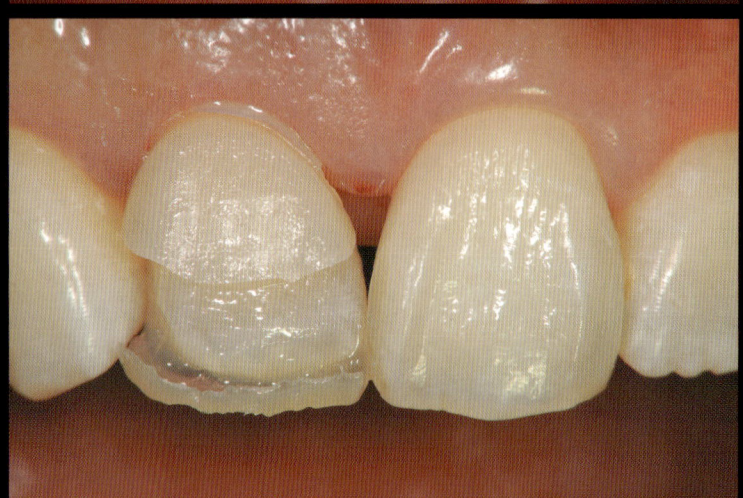

エナメル質にエッチングを行い，シリコーンインデックスと充塡用ステントを用いて切縁部と歯頸部の形態をつくった．そうすることで歯冠中央から切縁にかけての内部構造の細かいレイヤリングに集中できる．ボディシェードでマメロン構造を表現し，切縁の透明感を出したいところにトランスシェードのフロアブルレジンを置いて，全体にエナメルシェードを築盛した．

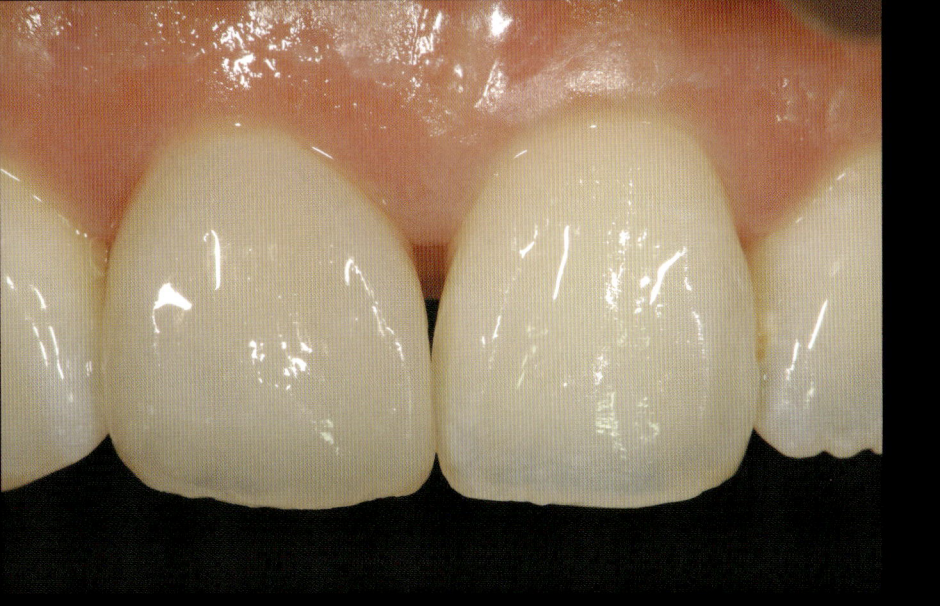

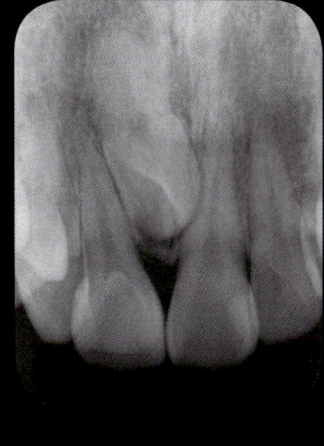

術後

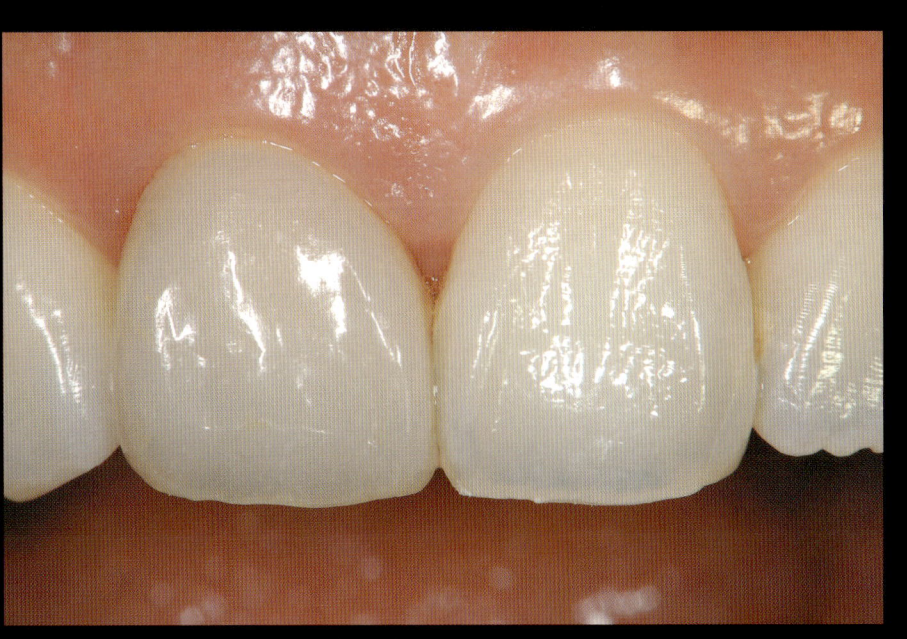

1年後. 2|1 間の空隙は歯間乳頭で満たされた.

第3編

CR修復の臨床例

付. ホワイトニング

第2編⑤（p.20〜21）で解説したように，CR修復の前処置としてホワイトニングを行うと色合わせが容易になります．本症例はCR修復の前処置として行ったものではありませんが，CR修復のコンセプトと同じくMIでの審美を達成するものとして参考症例として提示します．

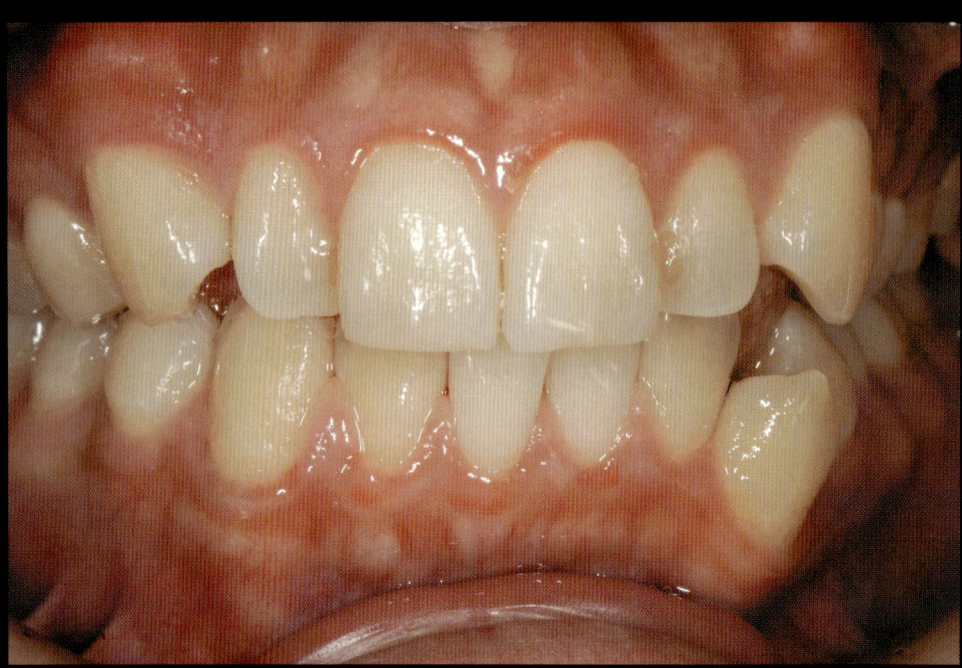

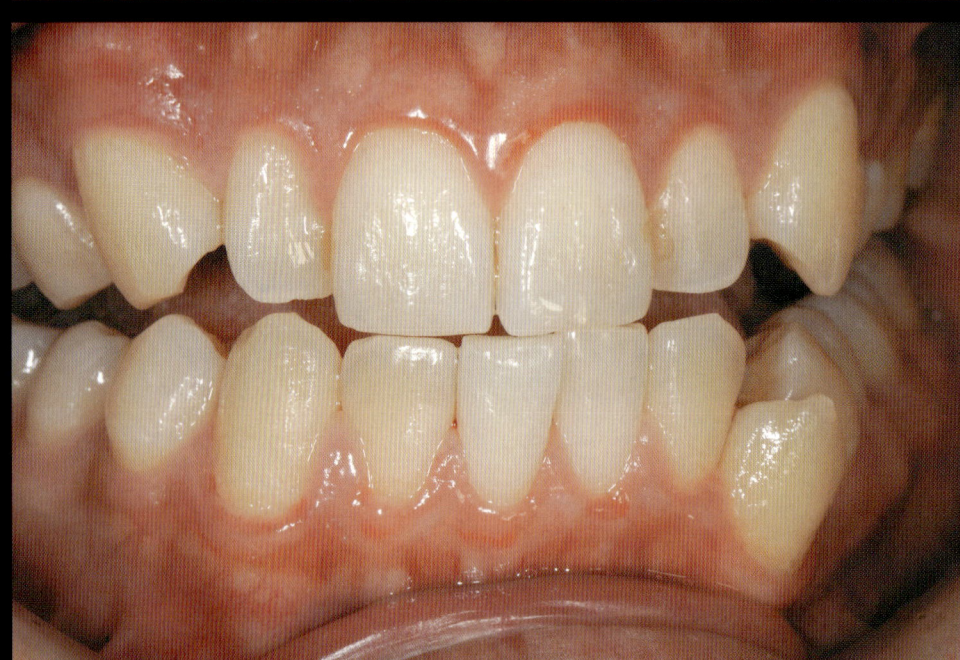

歯の汚れや黄ばみが気になるとのことでPMTCを行ったが，患者は結果に満足せず，ホワイトニングを希望した（咬頭嵌合位と切端咬合位）．

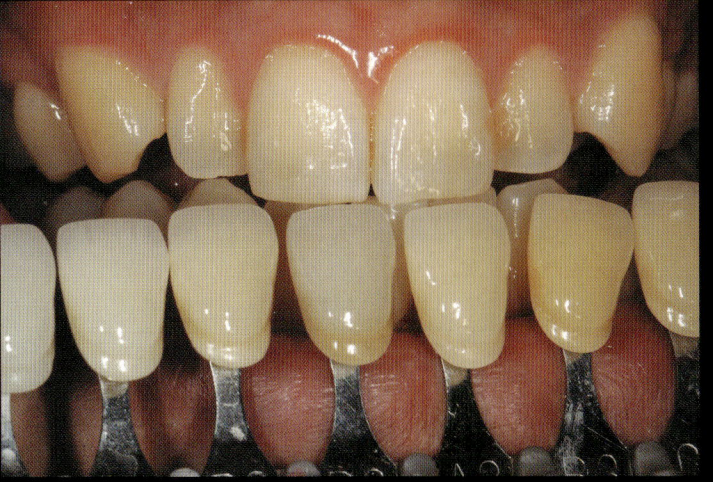

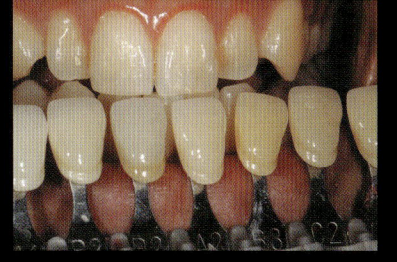

ホワイトニングの評価は患者の主観に左右される部分があるため，ホワイトニング後に「効果がない」「効果が小さい」などのトラブルが発生することもある．そこで客観的なデータとして，シェードガイドを明度順に並べて写し込んだ写真が必要になる（シェード番号も撮影する）．シェードガイドがない正面観だけでは，絞りやシャッタースピードによって明るさが変化する．

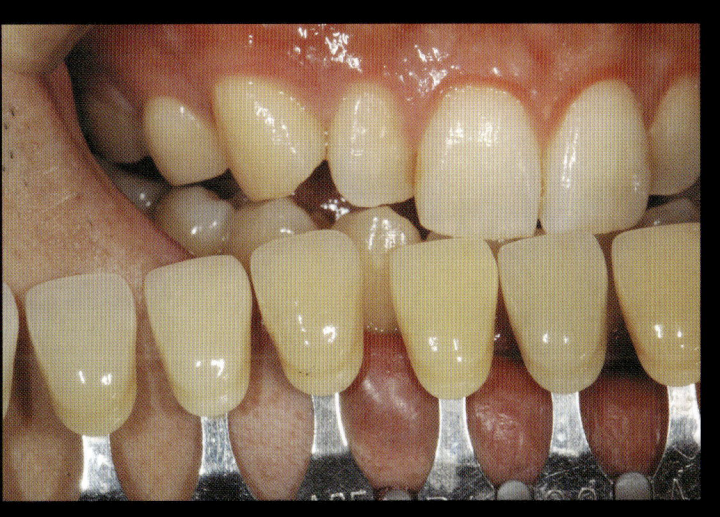

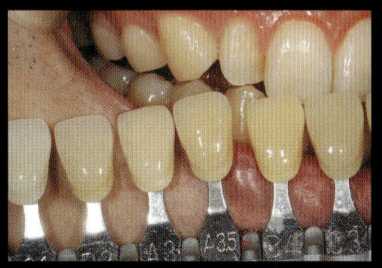

ホワイトニングの範囲が犬歯や小臼歯部まで及ぶ場合は，側方観も撮影しておく．

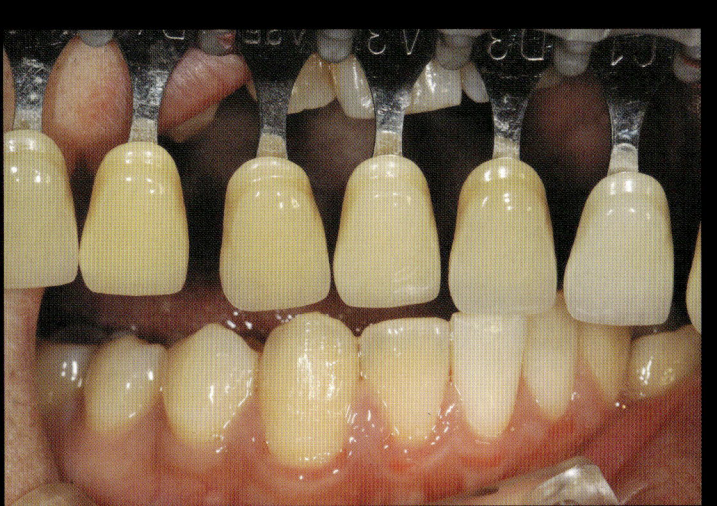

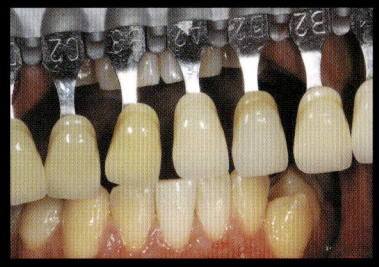

下顎も同じように撮影する．

第3編

CR修復の臨床例

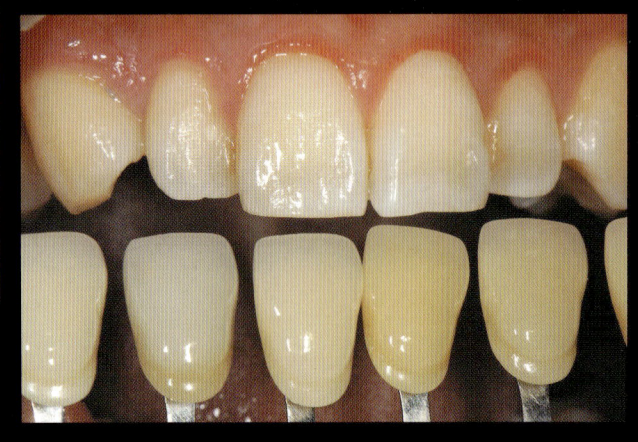

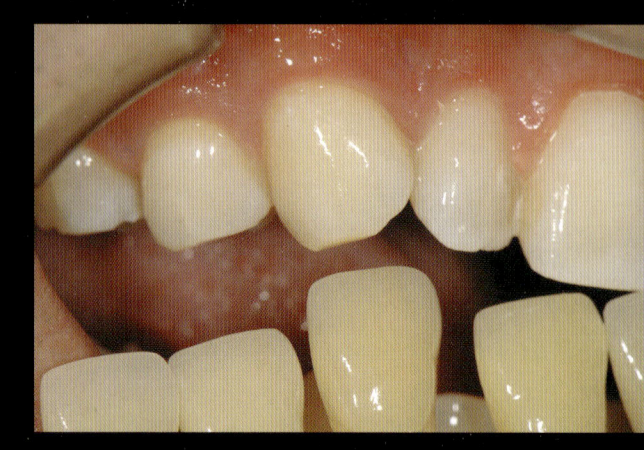

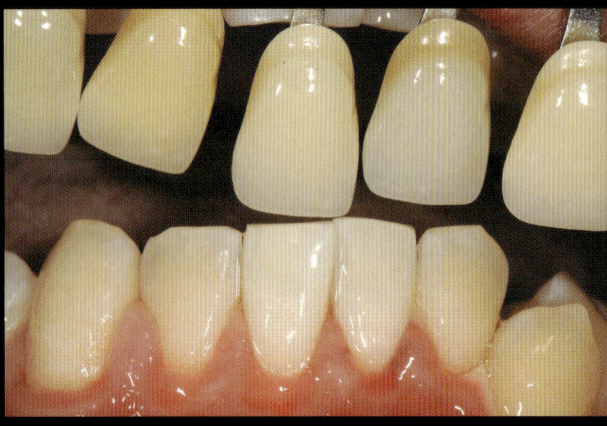

1回目のオフィスホワイトニング（ビヨンドシステム）．術前より明度が上がっているのがわかる．患者も変化を実感している．
（以降，シェード番号を写し込んだ写真は省略）

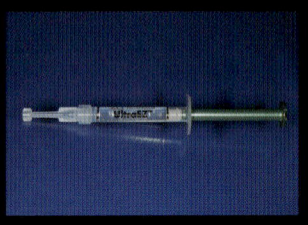

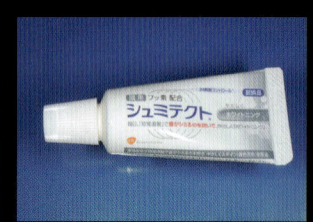

ホワイトニングにより知覚過敏が発症する患者もいるので，1回目のオフィスホワイトニングの後に知覚過敏抑制剤としてウルトライーズ（ウルトラデントジャパン）を渡し，トレーに入れて使用してもらう．また，ブラッシング時にはシュミテクト（グラクソン・スミスクライン）も使用してもらう．

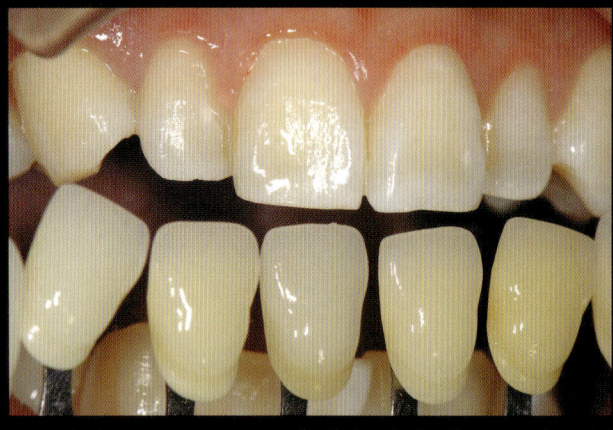

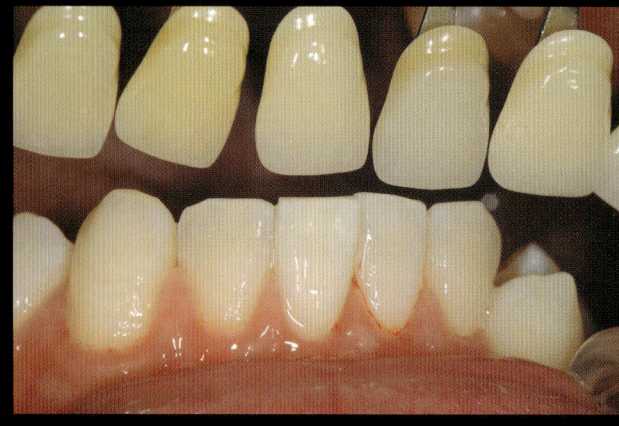

2回目のオフィスホワイトニング．患者は結果に満足したが，さらに白くしたいという希望でホームホワイトニングも行うことにした．

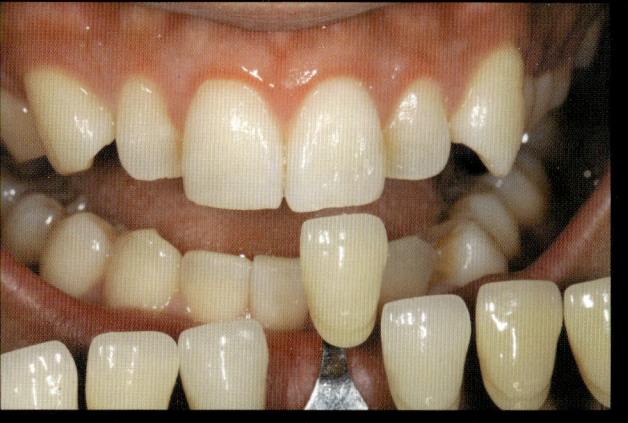

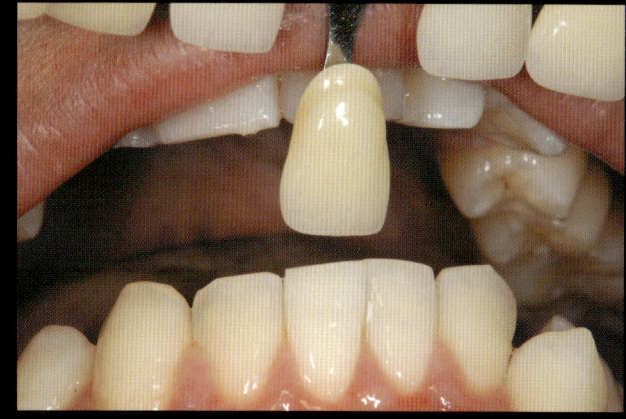

ホームホワイトニング1週間後（オパールエッセンス；ウルトラデントジャパン）．オフィスホワイトニングだけでは実現できなかった内面からの自然な白さが出てきた．この時点で |1 は約4シェード明度が上がっている．

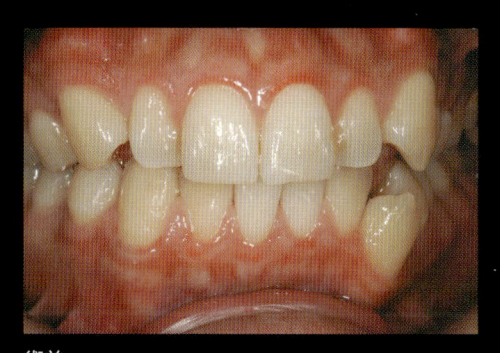

術前

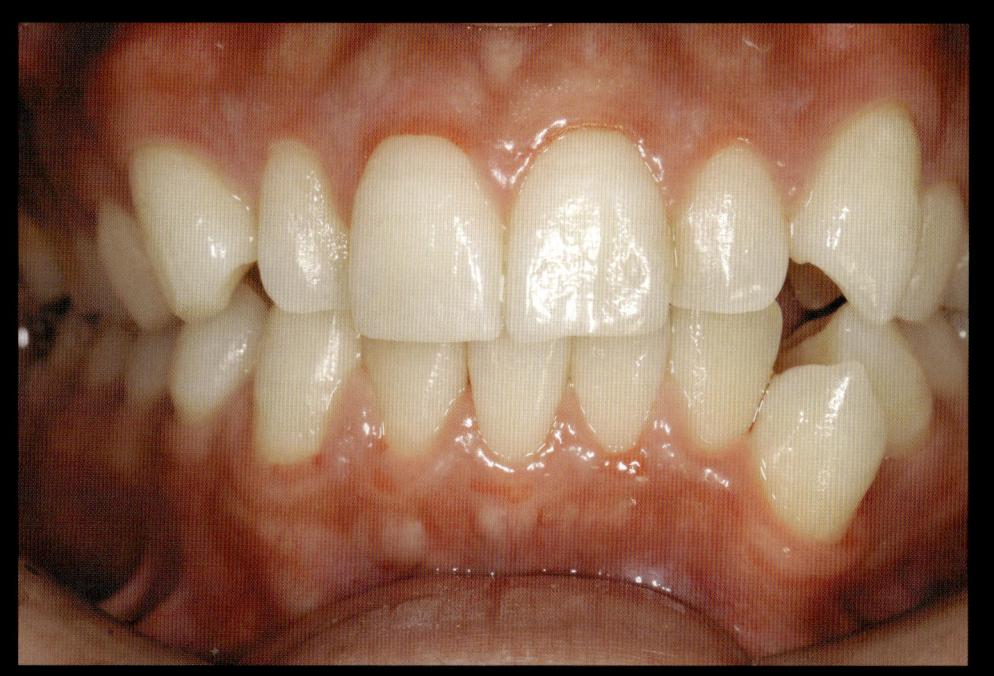

術後．ここまでに要した期間は約80日である．

column 4

モックアップを活用する

　審美修復において形態の変更を必要とする場合は，診断用ワックスアップを行って目標とする術後の形態をシミュレーションします．診断用ワックスアップは，術前の模型に対して足したい部分はワックスアップし，逆に大きすぎる部分は削って行います．この診断用ワックスアップをもとにシリコーンインデックスを作製し，これにレジンを塡入して口腔内に圧接し硬化させると，実際の口腔内でシミュレーションを行うことができます．これがモックアップです．

　モックアップを行うことにより，治療のゴールが術者だけでなく患者にもわかりやすくなり，治療を円滑に進めることができます．また，形成の際，クリアランスのために必要なところのみを削除すればよくなるため，MIでの窩洞形成が可能になります．

　大きな形態の変更を要するケースでは，セラミック修復に限らずCR修復においてもモックアップは有効です．直接法か，間接法かを迷うケースにおいても，モックアップを行うことで，足すところ（修復物の厚み≒ワックスの厚み）と引くところ（歯の削除量≒模型の削除量）が明確になるので，安心して治療方針を決定できます．

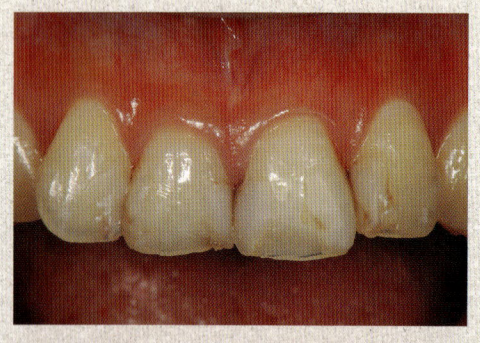

広範囲の充塡物の着色が認められる．1|1 は歯冠の長さと幅径が異なり，|1 のほうが全体的に大きい．

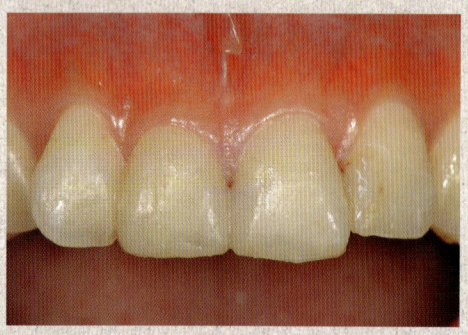

モックアップを行い，患者に実際に使用してもらったところ，特に問題はなかった．形態変更のための歯質の削除量はほとんどなく，CR修復での対応が可能と判断した．

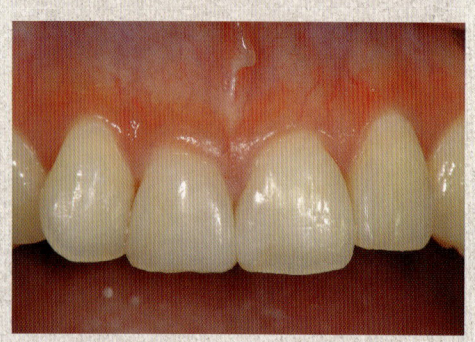

審美性の改善だけでなく，最小限の削除量での治療ができ，患者も満足している．

column 5

ラバーダムの有用性

　ラバーダムの一般的な利点として，①唾液，血液，組織液からの隔離と汚染の防止，②呼気や唾液などの可及的な排除による防湿と視野の向上，③軟組織の圧排・防護，④削片，薬剤，器具などの吸引・誤嚥の防止，⑤作業効率の向上，などが挙げられます．しかし，実際の臨床現場で日常的にラバーダムを使用している人は非常に少ないのではないでしょうか．最近でこそ「マイクロエンド」の影響でラバーダムの使用は増えているようですが，CR修復に使用することはまだまだ少ないようです．

　その大きな理由として，装着が煩雑というイメージがあることが考えられます．しかし，慣れは必要ですがやってみると案外簡単で，患者から苦痛を訴えられたことはほとんどありません．以前は私もラバーダムの有用性には否定的で，簡易防湿でも十分な接着が得られると考えていましたが，いざ使用してみると臨床的なメリットが非常に多いことに気づかされました．たとえば，ラバーダムを装着すると歯間部の歯肉が歯頸側に1～2mm程度圧下され，歯肉縁もしくは縁下に達するⅢ級，Ⅳ級窩洞が歯肉縁上の窩洞になることが挙げられます．つまり，充填操作の難易度が下がり，歯肉溝からの滲出液や血液などの影響を受けにくくなるのです．出血がないことは，形態修正や研磨の一連の作業においても大きなメリットになります．
　このようにラバーダムを使用することで，確実な接着が行えるだけでなく，歯肉圧排効果により充填操作が圧倒的に簡単に行えます．

　ただ，ラバーダムの使用には大きな欠点もあります．それは歯の急速な乾燥による色調変化です．歯質表面の乾燥が簡易防湿に比べて著しく進むため，それに伴う色調変化が激しく，あっという間に明度が高くなってしまいます．術中，術後の色調評価が難しくなるので，注意が必要です．

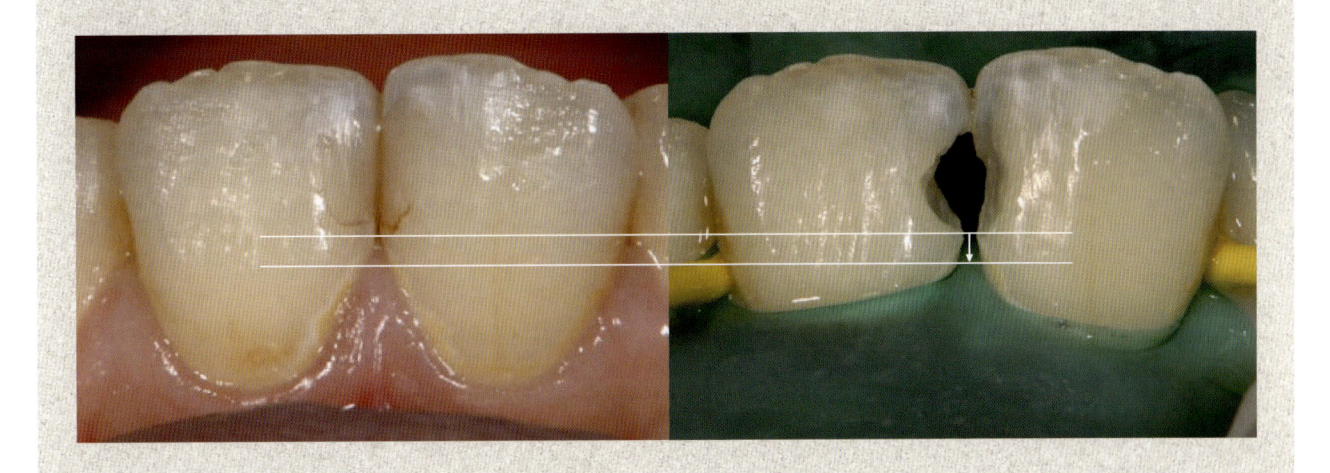

第4編 | セラミック修復 おさえておきたい10のポイント

第4編
セラミック修復 おさえておきたい ⑩のポイント

1 色合わせのポイントは？

A
- シェードテイキングはメタルの修復物を除去してから行う．
- 明度に迷う場合はグレースケールを使用する．

　色合わせの第一歩として，シェードテイキングは歯が乾燥しないように開口直後に行うのが基本です．しかし，臼歯部のメタルインレーなどをやり直す場合は，メタルにより歯本来の色がわかりにくくなるため，メタルを除去した後にシェードテイキングを行います（図1）．

　シェードガイドの撮影の仕方も大切です．歯と明度の近いシェードガイドを2～3種類選択し，切縁と向き合うように並べて写します．歯科医院ごとに撮影する環境が異なりますので，適正露出から絞りを何段階か変えて撮影するとよいでしょう（F22～F32の範囲で数枚撮影，図2）．明度で迷った場合はグレースケールでみるのもよい方法です（図3）．現在は測色器も販売されており，歯科医院の環境に左右されずに測定するには有効ですが，全幅の信頼を置くまでには至っていません．口腔内写真とあわせて補助的に使用することをおすすめします．

　撮影の際には，術前・術後を比較するために大きさや角度をそろえて規格性をもたせることも大切です．オートフォーカス撮影は便利ですが，撮影ごとに大きさが異なり規格性のある写真が撮影できません．規格性を優先してマニュアルモードでフォーカスを合わせて撮影しましょう．

　使用するカメラにも注意する必要があります．現在では一眼レフのデジタルカメラを使用することがほとんどですが，デジタルカメラで口腔内を撮影する場合，細かい設定が必要になります．カメラに詳しくない場合は歯科用にカスタマイズされたものがソニックテクノ社から販売されていますので，それを使用すると，少し割高になりますがストレスなく良質な画像が得られます．その際，リングフラッシュ仕様よりもサイドフラッシュ仕様のほうが歯のテクスチャーやディテールおよび色の深みなどを再現できます（図4）．

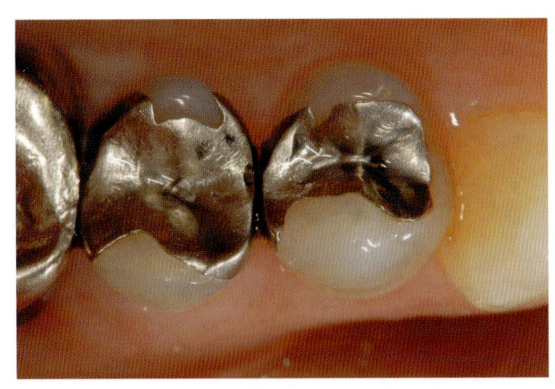

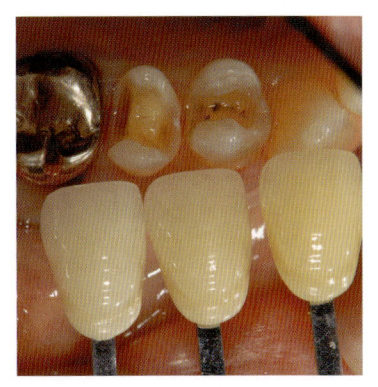

図1 メタルインレー装着歯のシェードテイキング．メタルを除去した後にシェードテイキングを行う．

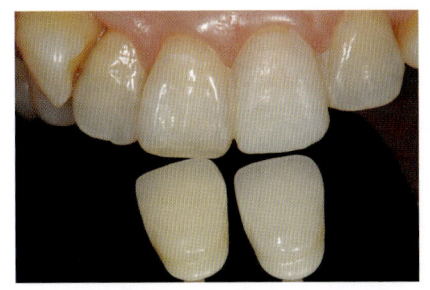

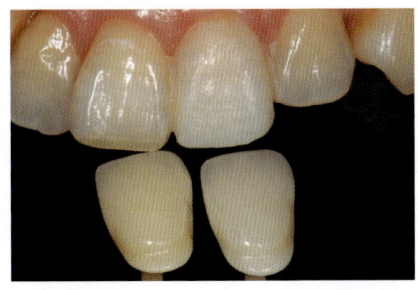

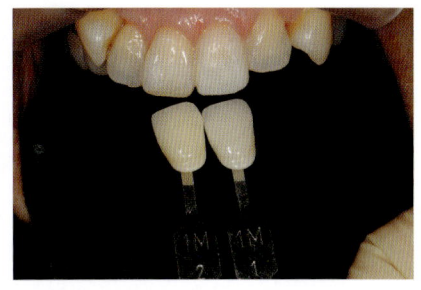

図2 撮影の仕方．絞り（F値）を変えて撮影し（左：F値22，右：F値25），シェードの番号も写し込む．

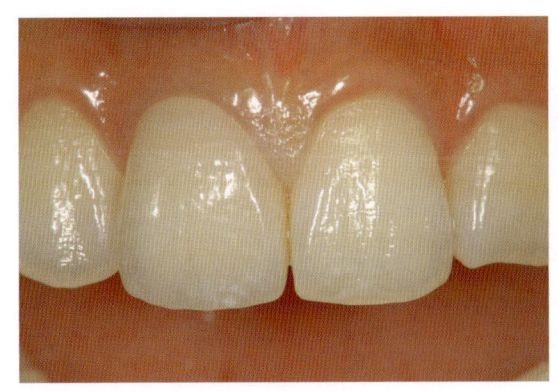

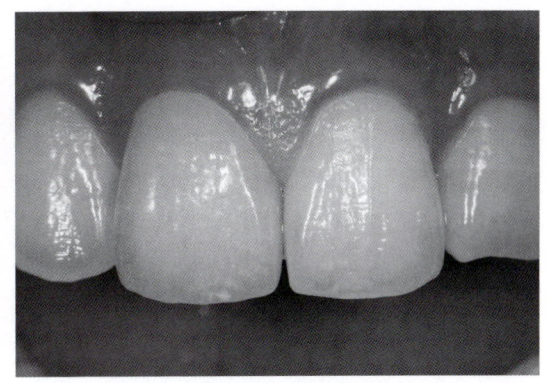

図3 グレースケールによる明度の確認．グレースケールでみると，明らかに 1| の明度が低いのがわかる．また，テクスチャーやディテールの違いもわかる．

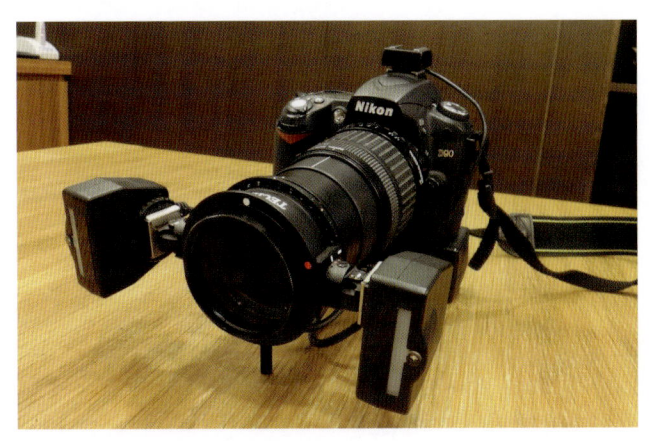

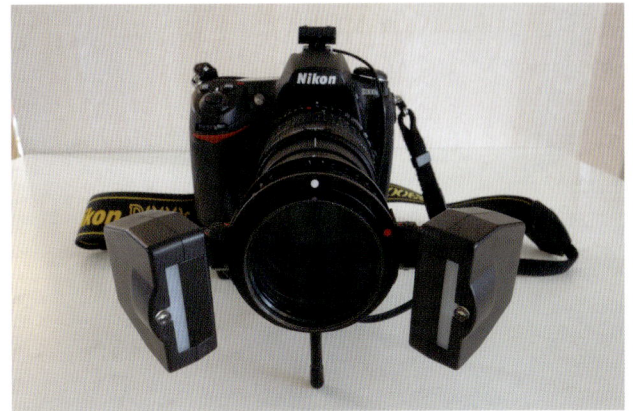

図4 筆者らが使用しているカメラ（左：ニコン D90 仕様，右：ニコン D400 仕様）

第4編 セラミック修復 おさえておきたい10のポイント

2 やさしいケースと難しいケースをどう見極めるか？

> ・インレー・アンレーの場合は，歯が傾斜しているケースは難しい．
> ・ラミネートベニアの場合は，変色の程度と部位，ベニアの厚みが確保できるかで難易度が変わる．

1. インレー・アンレー

臼歯部では歯の近遠心的傾斜によりセパレートが困難なケースにしばしば遭遇します．たとえば，第三大臼歯が遠心に傾斜しているために歯根近接が起こっている場合（図1）や，隣在歯が近心傾斜して歯冠が処置歯のアンダーカットに入り込んでいる場合（図2, 3）です．このような場合は，隣接面齲蝕の窩洞形成で運よく歯肉縁下でセパレートできたとしても，出血により印象が困難となり頬舌的形成が大きくなってしまいます．そこで，以下のように対処します．

①術前にエックス線写真で，歯の傾斜による歯根近接などが起こっていないかを確認する．傾斜がなければ簡単なケースと考えてよい．
②最後臼歯が第三大臼歯で対合歯が欠損の場合，第三大臼歯の抜歯も検討する．
③隣接面をCRで仕上げた後，間接法によるセラミックインレー・アンレー修復とする（図3）．

2. ラミネートベニア

変色歯に対してラミネートベニアで修復する場合，変色が歯頸部にみられないときは歯肉縁上の形成で対応でき，通常の形成深度でエナメル質を保存することが可能なため難易度としては低くなります（図4）．

一方，変色が歯頸部にまで生じている場合は歯肉縁下の形成になり難易度が高くなります．前突もある場合は，変色を改善するためにラミネートベニアを厚くできないのでさらに難易度が高くなります（図5）．前突の是正と変色の改善を望まれた場合は，削除量も増え抜髄が必要になる可能性もあり，また，接着も主に象牙質が対象となるため注意が必要です．

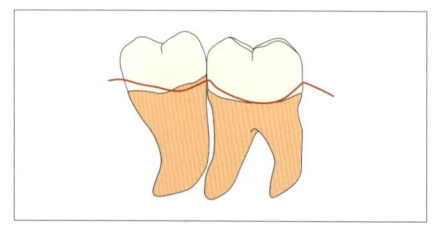

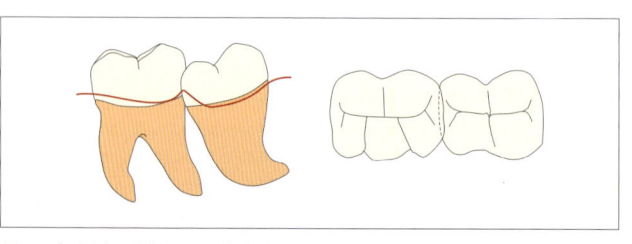

図1 第三大臼歯が遠心に傾斜しているケース

図2 処置歯の隣接面に隣在歯がはまり込んでいるケース．セパレートできたとしても形成範囲が大きくなる．

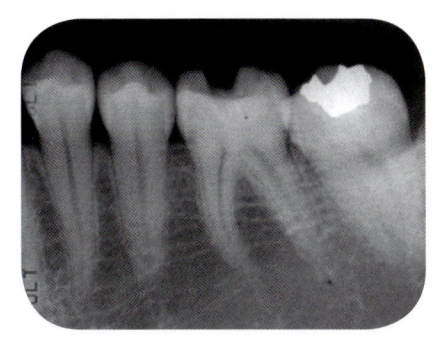

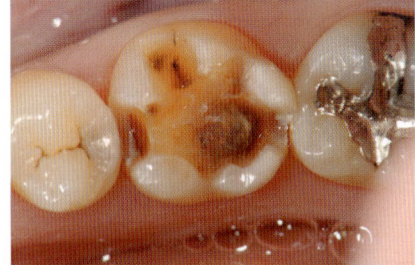

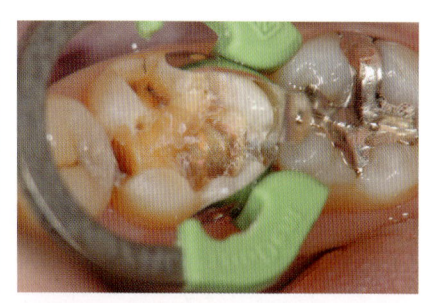

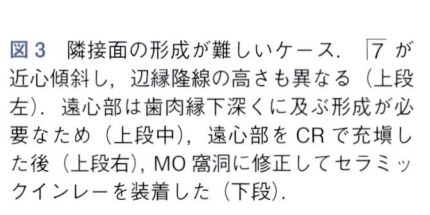

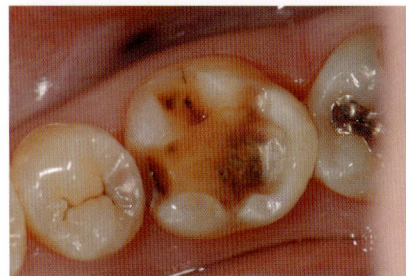

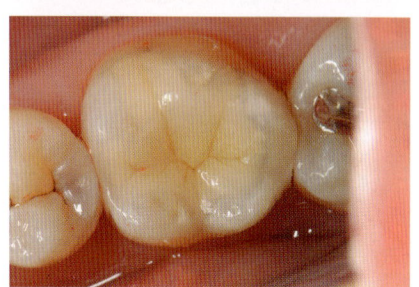

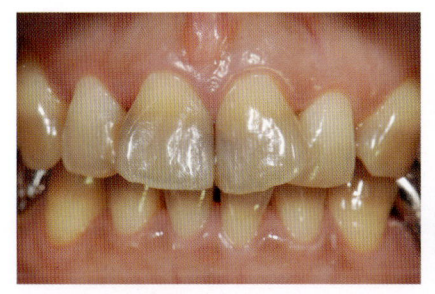

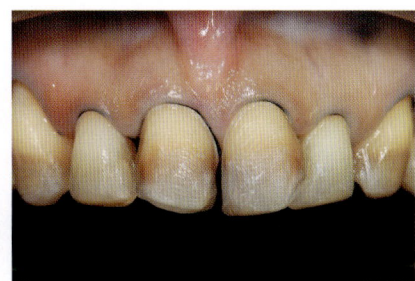

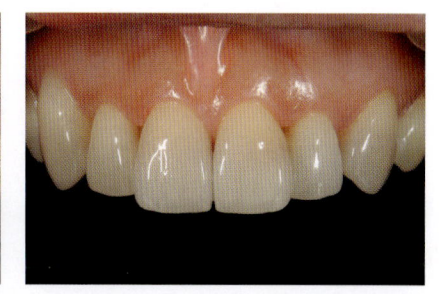

図3 隣接面の形成が難しいケース．7⏌が近心傾斜し，辺縁隆線の高さも異なる（上段左）．遠心部は歯肉縁下深くに及ぶ形成が必要なため（上段中），遠心部をCRで充塡した後（上段右），MO窩洞に修正してセラミックインレーを装着した（下段）．

図4 変色が歯頸部にみられないケース．変色は強いが歯頸部に生じていないため（左），歯肉縁上の形成ができる（中）．自然な色調に仕上がっている（右）．

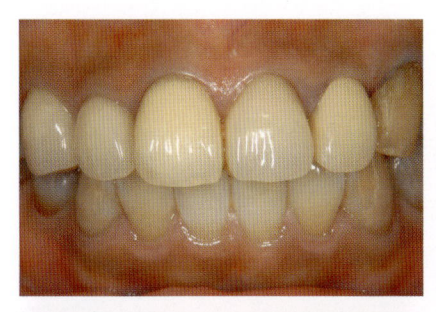

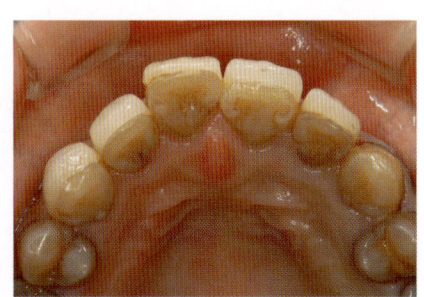

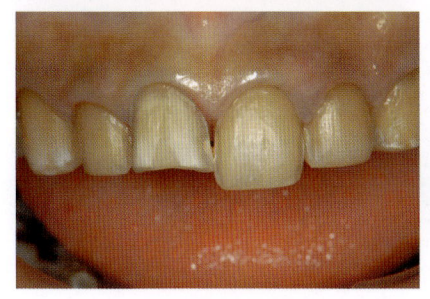

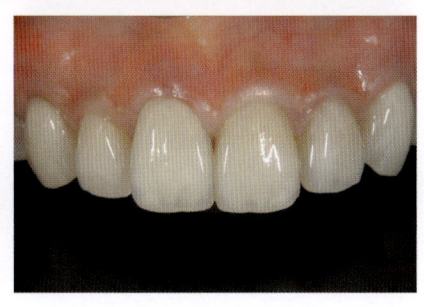

図5 変色が歯頸部に生じているケース．ラミネートベニアの脱離が認められ，前突感もあった（上段）．ラミネートベニアを外すと変色が全体にみられたため，歯肉縁下の形成を行い，1mm以上削除した．⏌1は抜髄となった（下段左）．接着の大部分は象牙質のため印象前に象牙質コーティングを行い，ラミネートベニアを装着した（下段右）．

第4編 セラミック修復 おさえておきたい⑩のポイント

Q3 診断用ワックスアップの活用法は？

A
- 診断用ワックスアップからシリコーンインデックスを作製し，それを活用することで，モックアップによるコンサルテーションが可能になる．
- 診断用ワックスアップを活用したモックアップにより必要最小限の形成が行える．

セラミック修復においては，なんとなく形成，修復を進めていくのか，もしくは模型上で診断用ワックスアップによる精査をしてから処置を実行するのかで結果は大きく違ってきます．すなわち，診断用ワックスアップはゴールを決める指標として重要で，術前にしっかり診断ができるうえ，模型上であれば口腔内で観察しにくい部分もいろいろな方向から観察できます（図1）．

また，診断用ワックスアップを利用してシリコーンインデックスを作製することで，臨床経験を問わずに成功に導いてくれます．特に，ラミネートベニアにおいてはシリコーンインデックスは頻繁に用いられます．シリコーンインデックスにレジンを填入してモックアップを行えば，患者は歯を削らずに最終イメージを体感できるためコンサルテーションに有効なうえ（図2），必要最小限の形成も可能です（図3）．

診断用ワックスアップ，シリコーンインデックス，モックアップの有用性を以下に示します．

①捻転歯や矮小歯などをモックアップすることで，歯を削らずに最終的なイメージを患者に体感してもらえる．

②形成のガイドにシリコーンインデックスを使用することで，誰でも容易に最小限で均一な形成ができる．

③形成後のプロビジョナルも容易に製作できる．

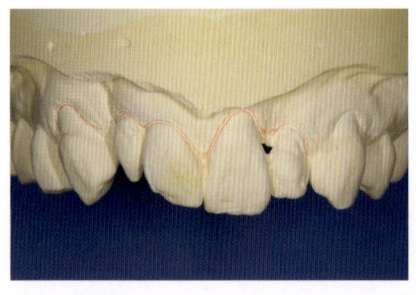

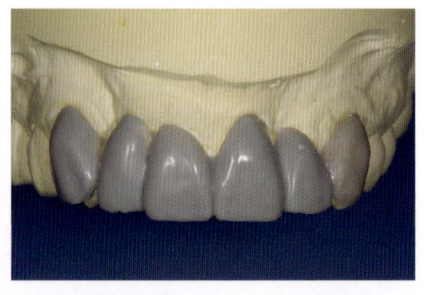

図1 診断用ワックスアップ．ワックスを足すところと模型を削除するところを明確にしておく．

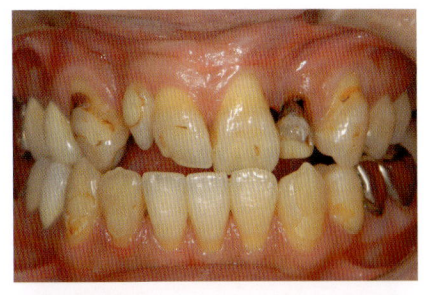

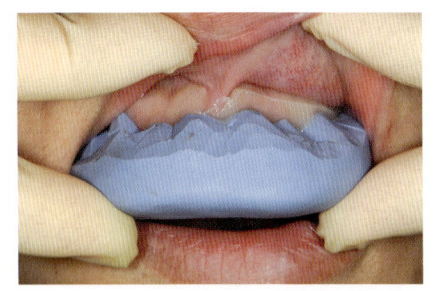

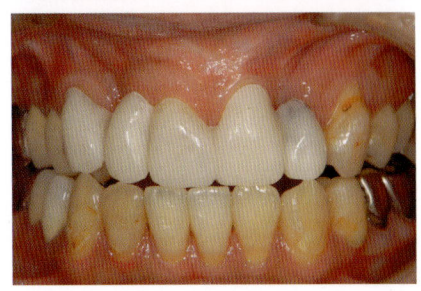

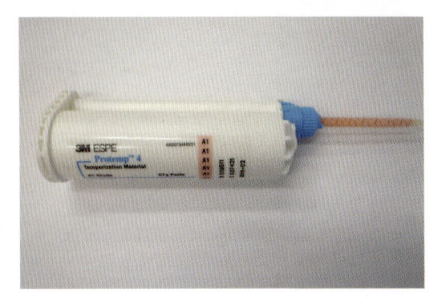

図2 モックアップ．診断用ワックスアップからシリコーンインデックスを作製し，シリコーンインデックスにレジンを填入して口腔内に圧接することでモックアップが行える．レジンには Protemp4（3M）を使用．

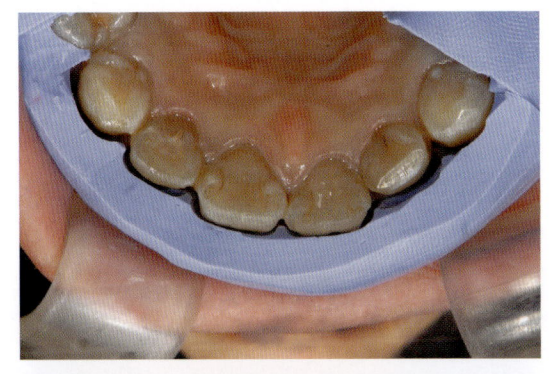

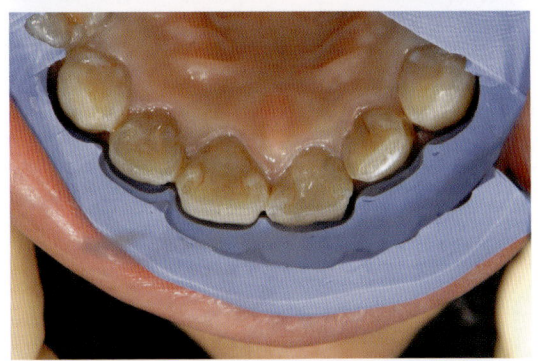

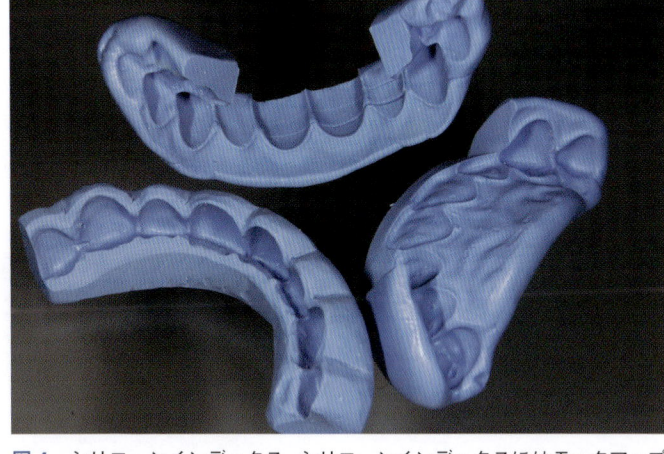

図4 シリコーンインデックス．シリコーンインデックスにはモックアップ用，唇側面の削除量確認用，切縁部の削除量確認用の3種類が必要である．

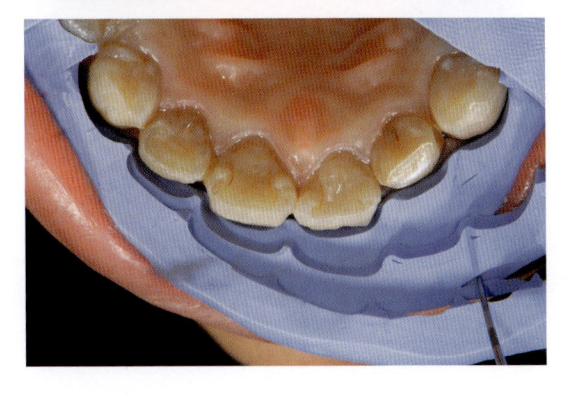

図3 シリコーンインデックスを使用した形成．唇側のシリコーンは適度な厚みにすることが重要である．厚すぎるとスムーズに開かないし，薄すぎるとちぎれてしまう．また，治療する歯の左右にインデックスを延長しておかないと，インデックスが安定しないため正確な形成量が把握できない．

第4編 セラミック修復 おさえておきたい10のポイント

4 セラミックインレーのデザインは？

A
- セラミックインレーの形成は，接着技術の発展に即したデザインで行う．
- 深さは1.5～2mm，幅は咬頭頂間距離の1/3程度，軸壁間の角度は20°とする．

インレーの形成はルーティンな処置として日常の臨床で行われていますが，多くの臨床家はプレパレーションのデザインについては熟慮していないようです．接着技術の発展によりプレパレーションのデザインは変化していますので，GV Blackによるデザインではなく，現在のデザインを身につける必要があります（図1）．

MOD窩洞において咬頭を脆弱化させる一番の要因は窩洞の深さにあるといわれており，現在では1.5～2mmの深さが推奨されています．幅は，セラミックスが許容できるサイズで可能な限り狭くすることが推奨されており，咬頭頂間距離の1/3程度が目安となっています．

もう1つ重要なのは軸壁間の角度です．メタルインレーでは5～7°といわれていますが，セラミックインレーでは20°が推奨されています．線角が尖っていると歯と修復物に応力が集中して破折の原因になるため，応力が集中しないように線角は丸く仕上げることが重要です．

そのほか，残存歯質（残存象牙質）の厚みは2～2.5mm必要で，咬合接触点をフィニッシュライン上に置かないことも重要です．

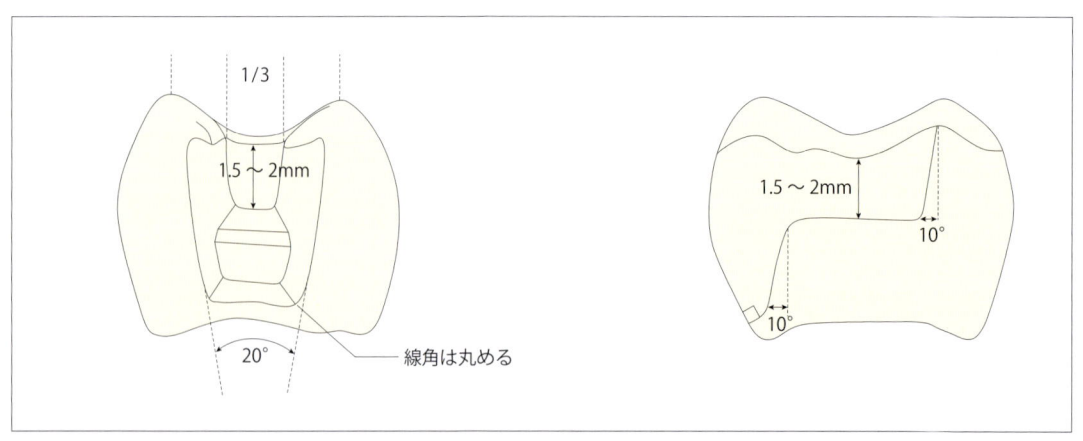

図1　現在のセラミックインレーのプレパレーションデザイン
(MC Thompson, KM Thompson, M Swain: The all-ceramic, inlay supported fixed partial denture. Part 1. Ceramic inlay preparation design: a literature review. Australian Dental Journal, 55(2): 120～127, 2010. より)

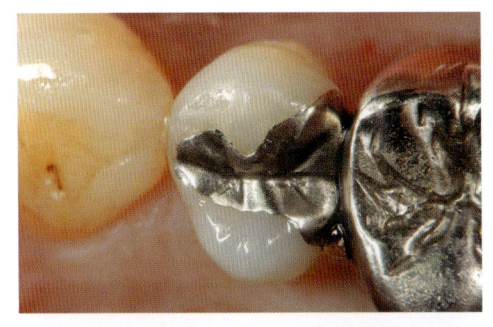

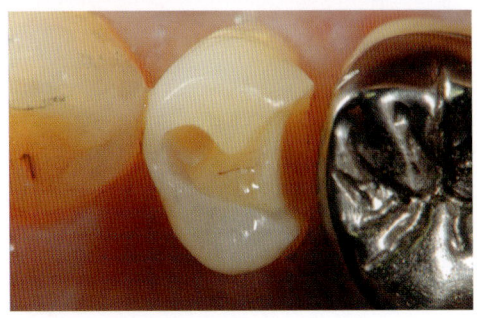

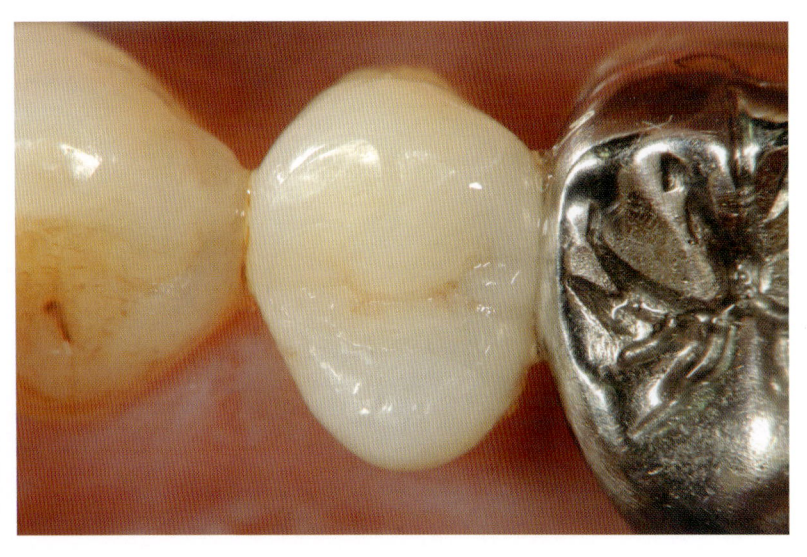

図2 セラミックインレーによる修復（|5）．応力が集中しないように線角は丸く仕上げる．

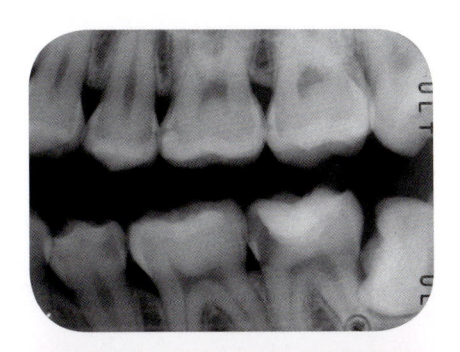

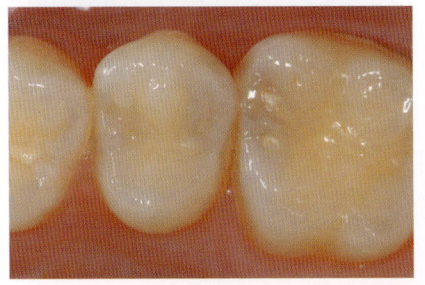

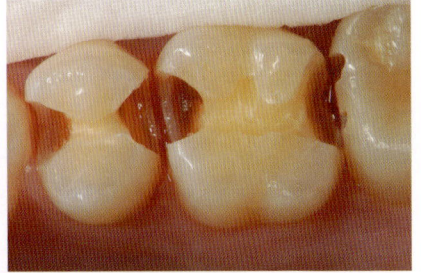

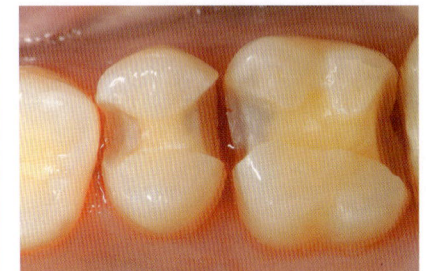

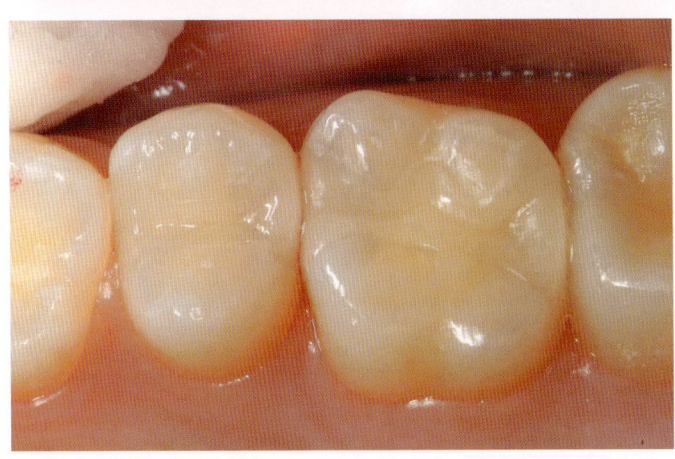

図3 セラミックインレーによる修復（|56）．隣接面に齲蝕が認められたため（上段，中段左），齲蝕を除去して形成を行い（中段中・右），インレーを装着した（下段）．齲蝕除去後のアンダーカットや遊離エナメル質はCRなどで裏装し，削除量がなるべく少なくなるようにする．

第4編

セラミック修復 おさえておきたい⑩のポイント

5 セラミックアンレーのデザインは？

- マージン部は歯冠中央部より上方に設定する．
- 先行処置が行われている場合と健全歯を形成する場合を分けて考える．

　大きなⅡ級窩洞など，インレーでは対応できない場合がセラミックアンレーの適応であることはもちろんですが，接着技術の発展により，以前は全部被覆冠の適応であったケースでも歯質保存の目的でアンレーによる修復が可能になりました．しかし，セラミックスの強度はメタルに及ばないため，歯質にもセラミックスにも応力が集中しないようにプレパレーションのデザインを考慮する必要があります．

　セラミックアンレーの形成を行う場合，先行処置としてCRインレー・アンレー修復がなされているか二次齲蝕が生じていることが多く，手つかずの健全歯であることは少ないようです．したがって，プレパレーションのデザインは先行処置の形態に影響されるため，健全歯を形成する場合とは分けて考えます．

　基本的には，マージン部は歯冠中央部より上方に設定するとよいでしょう．歯頸部よりエナメル質の厚みがあり，汚染（プラーク付着による脱灰）されていない健全エナメル質が多いためです．エナメル質の質がよいほうが接着には有利です．

　マージン部の形態は，全周をアクセンチュエイテッドシャンファーかラウンデッドショルダーにし，エナメル小柱を横断するようにします．クリアランスは約1.5mm以上必要です（図1）．角のない滑らかな形態にし，応力が集中しないようにします．

　健全歯を形成する場合は，可能な限りエナメル質を残し，滑らかな凸形態にします．

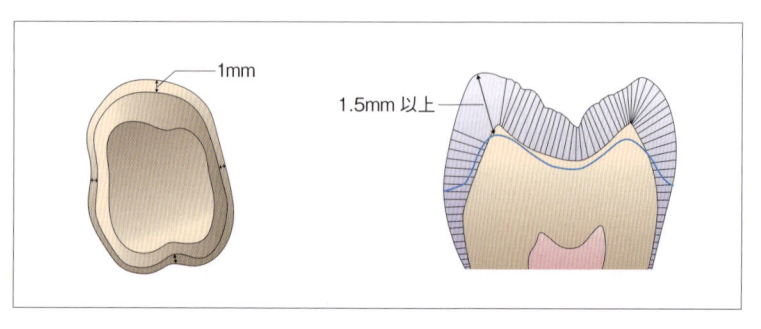

図1　セラミックアンレーの形成．全周約1mmのアクセンチュエイテッドシャンファーかラウンデッドショルダーにし（左），クリアランスは1.5mm以上確保する．マージン部は歯冠中央部より上方に設定し，エナメル小柱を横断するように形成する（右）．

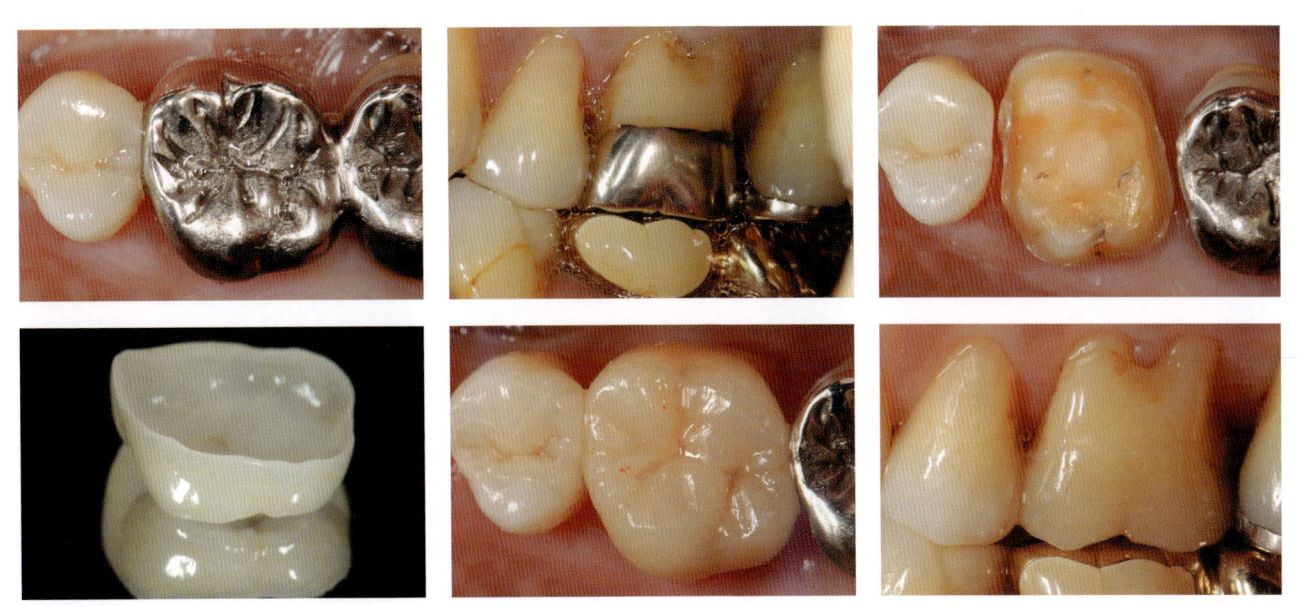

図2 セラミックアンレーによる修復（|6）．先行処置に影響されるデザインとなる．全周にラウンデッドショルダーを付与し，箱型にならないよう流線形で移行的に形成する．

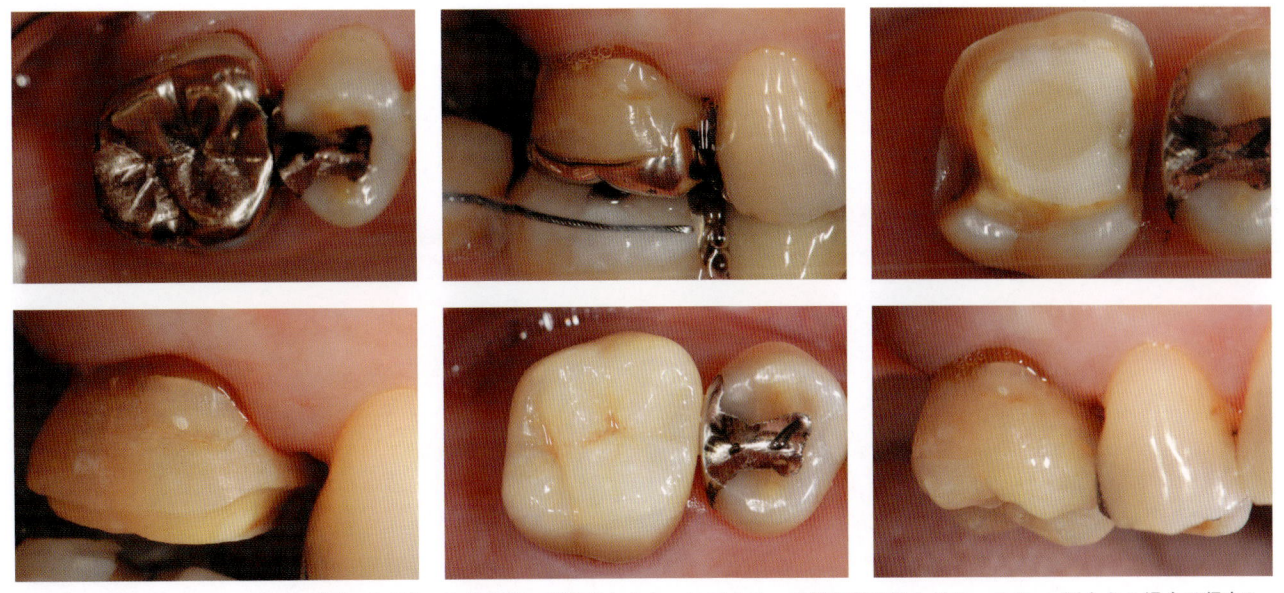

図3 セラミックアンレーによる修復（6|）．先行処置に影響されるケースである．舌側歯質の厚みが2〜2.5mm以上ある場合は保存し，移行的に形成して辺縁部の形成はエナメル小柱を横断するようにする．

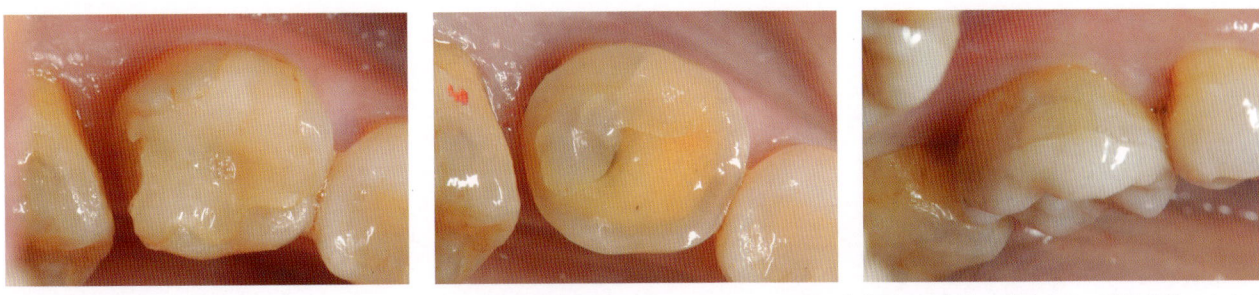

図4 Ⅱ級インレーの破折．このようなケースでは全咬頭を被覆するアンレーとし，凸型で流線形で移行的に形成する．辺縁部はエナメル小柱を横断するようにする．

第4編 セラミック修復 おさえておきたい⑩のポイント

6 ラミネートベニアの形成の方法は？

A
- モックアップを行うことで形成深度を均一にできる．
- シリコーンインデックスを用いて形成量を確認する．

　ラミネートベニアの形成は「薄く形成すればよいので簡単」と思われがちですが，実際にはそうでもありません．また，ラミネートベニアは日常の臨床で頻繁に行うものではないため，全部被覆冠やインレーと異なり形成のイメージがわきにくい処置でもあります．形成の修正を重ねていくうちに深く削りすぎてしまうことを経験した人も多いのではないでしょうか（図1）．

　重要なのは形成のイメージをもつことです．シリコーンインデックスなどを用いて形成深度を確認し，なるべくエナメル質にとどめるのが原則です．

　図2～10で形成の手順を示します（模型を口腔内に見立てています）．

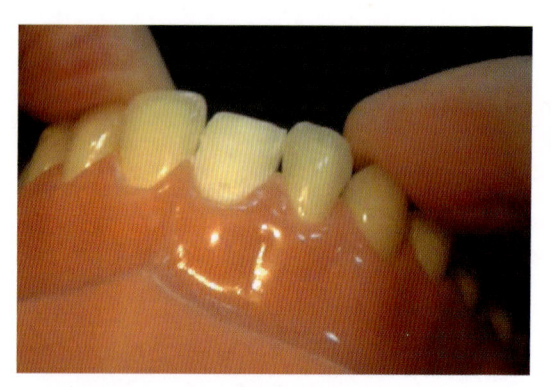

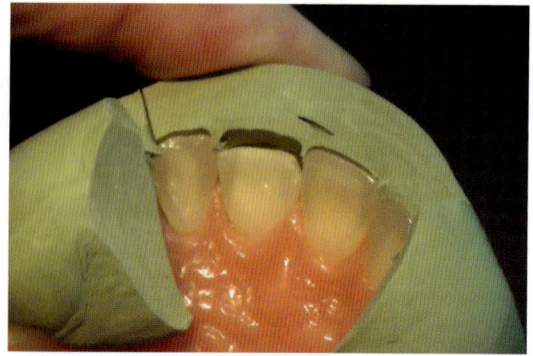

図1　ラミネートベニアの形成の失敗．シリコーンインデックスで確認すると，1｜唇側面を削りすぎていることがわかる．

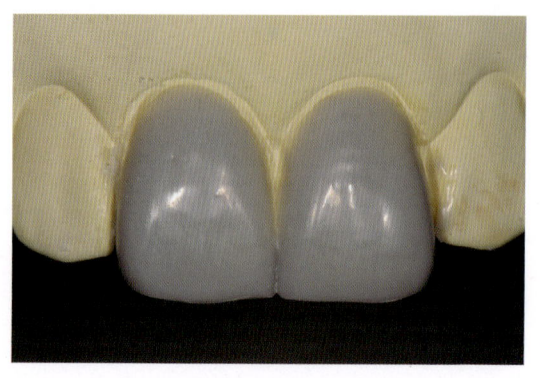

図2　診断用ワックスアップ

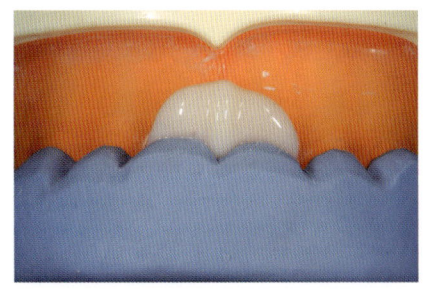

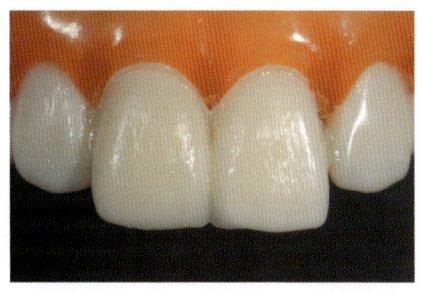

図3 モックアップ．シリコーンインデックスを利用してモックアップを行う．余剰のレジンは除去する．

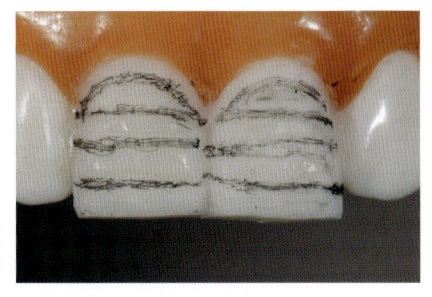

図4 グルービング．モックアップの上から0.5〜0.7mmの形成深度でグルービングを行い，フェルトでマーキングを行う．切縁は1.5mm削除し，バットジョイントとする．
使用バー：CR30（ジーシー）

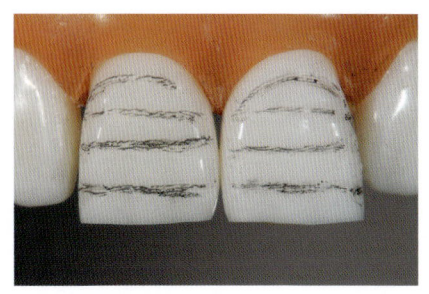

図5 唇側面の形成．モックアップを除去し，3面形成をイメージしてマーキングを消すように形成する．
使用バー：801-016, 801-023（komet），仕上げはH357RDF018またはH217DF021（komet）

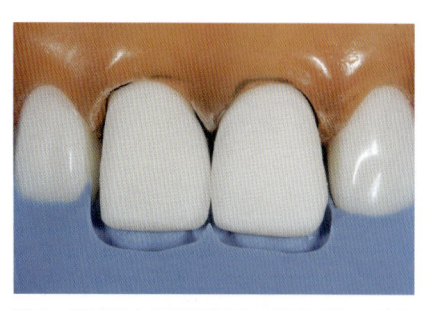

図6 隣接面と切縁の形成．歯肉を傷つけないためにも歯肉圧排は必要．隣接面に入らないときは隣接面形成後に挿入する．隣在歯を傷つけないように注意深く形成を行い，切縁は切縁部確認用のシリコーンインデックスを用いて形成量を確認する．
使用バー：850-014（komet）

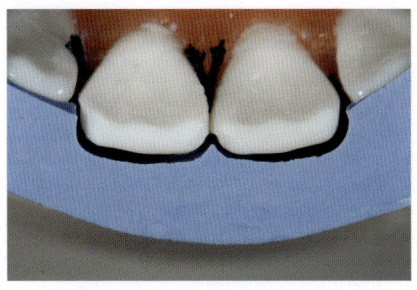

図7 唇側切縁部の形成量の確認．シリコーンインデックスで唇側面の形成量を確認する（約0.8mm）．隣接面の形成深度はコンタクトポイントの有無，頬舌幅，鼓形空隙の大小により変わる．

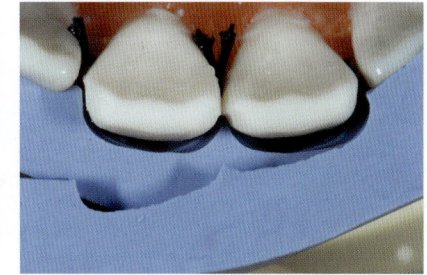

図8 唇側中央部の形成量の確認．シリコーンインデックスで形成量を確認する（約0.8mm）．

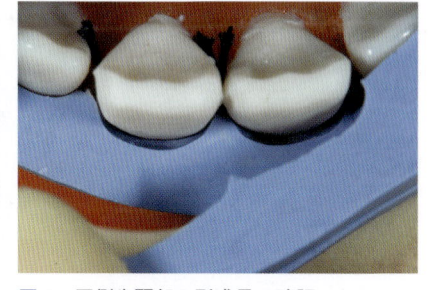

図9 唇側歯頸部の形成量の確認．シリコーンインデックスで形成量を確認する（約0.5mm）．

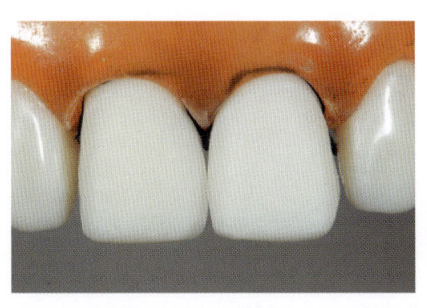

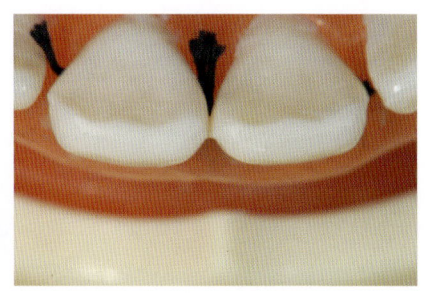

図10 形成終了．応力が集中しないように線角，点角を丸めて終了する．

第4編 セラミック修復 おさえておきたい⑩のポイント

7 セラミックスの接着の仕組みは？

A
- エナメル質はリン酸，象牙質はプライマーで処理を行う．
- フッ酸処理とシランカップリング処理によりセラミックスとレジンを強固に結合させる．

　接着技術の発展により保持形態は必要なくなり，歯の削除量も減りましたが，裏を返せばセラミックスは「接着が頼みの綱」ということです．セラミックスは硬いですが脆性のため，接着しないと粉砕してしまいます．接着により歯と一体化してはじめて，機能が発現できるのです．
　以下，接着のポイントとなる処理方法を解説します．

1. エナメル質の処理
　エナメル質は約95％が無機質であるアパタイトからなっているので，酸を用いて処理することで強固な接着が獲得できます．これは1960年代に酸エッチング法が確立されて以来，現在でも変わりません．エナメル質に対するエッチング効果は，リン酸が圧倒的に高いようです（図1）．

2. 象牙質の処理
　象牙質は69％がアパタイトからなり，18％は主にコラーゲンからなる有機質，13％は水で構成されています．組織液で満たされた象牙細管が歯髄から放射状に伸びており，水分の影響を受けるため接着には不利です．以前はリン酸による酸処理も行われていましたが，現在では酸性プライマーなどで酸処理することが主流です．脱灰後，残存したコラーゲンにボンディング材が浸透し，樹脂含浸層を形成することで接着が得られます．
　近年，ワンステップタイプ（プライミング材とボンディング材が混合されているもの）やセルフアドヒーシブセメントが登場していますが，水分を確実に除去しないと逆に接着には不利に働きます．必ずしも新しいものを選択するのではなく，十分に臨床で検証され，良好な結果を残しているものを選択することが重要です（図2）．

3. セラミックスの処理
　インレーやラミネートベニアで使用頻度の高い長石系セラミックスやガラスセラミックスは，内面が滑沢なため接着には不利です．そこで，機械的嵌合力を得るために内面を凹凸にする必要があります．フッ酸を使用することで（フッ酸処理）結晶構造が露出し，レジンと強固に嵌合するようになります（図3）．ただし，セラミックスは無機質，レジンは有機質であるため，化学的に接着することはありません．そこで，シランカップリング処理を行うことで，セラミックスとレジンの化学的結合が得られます（図4）．

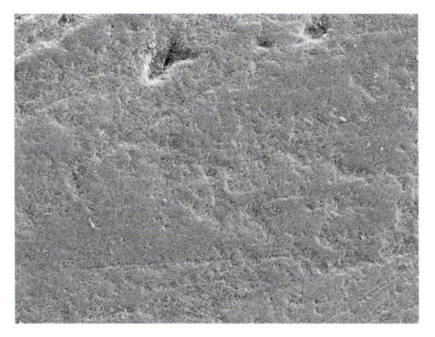

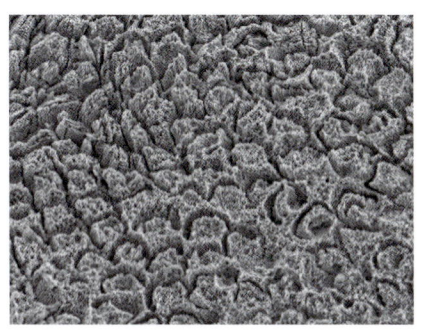

図1 リン酸による酸処理前（左，×2500）と酸処理後（右，×2000）
（朝日大学・堀田康明先生のご好意による）

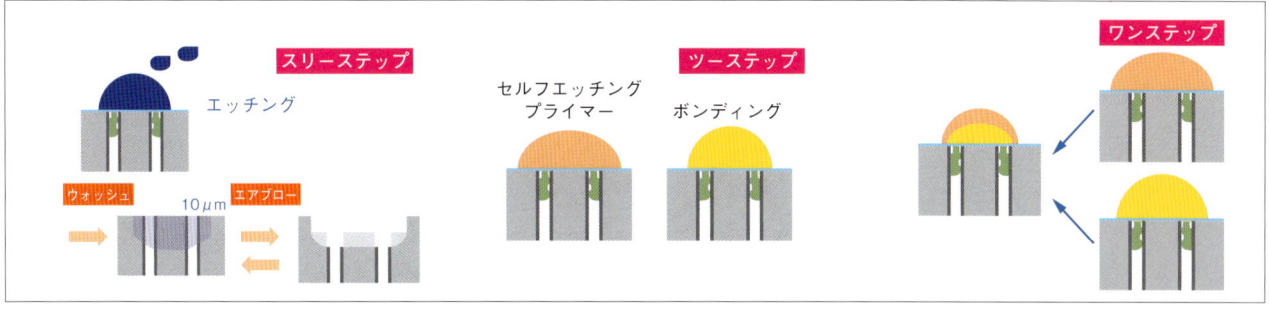

図2 各ステップの比較．リン酸でエナメル質，象牙質をエッチングする時代（左）から，エナメル質はリン酸，象牙質はプライマーでエッチングする時代（中）へと移行し，近年ではプライマーでエナメル質と象牙質を一括処理する方法（右）に変化してきているが，ツーステップタイプ（プライミング材とボンディング材を分けて塗布する方法）がもっとも信頼できる．

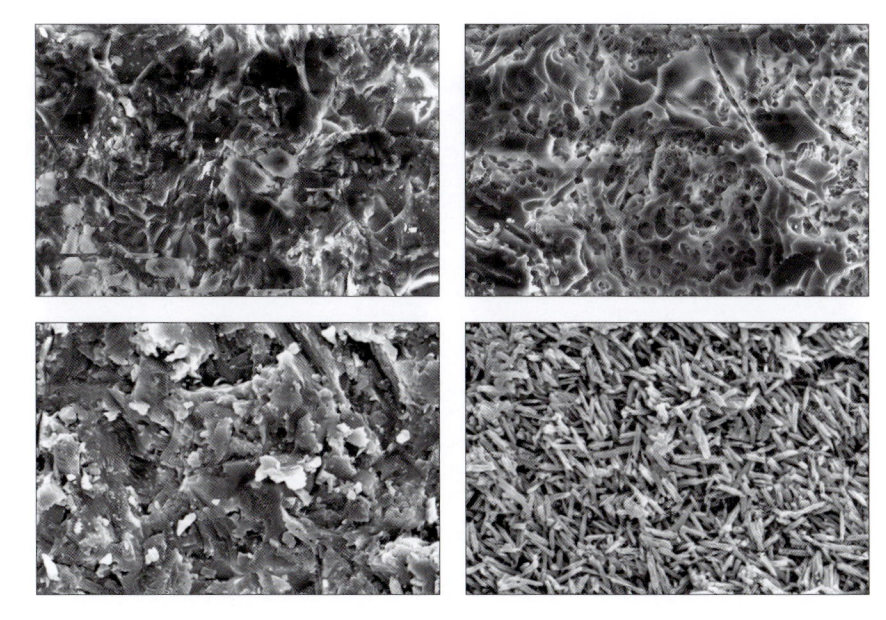

図3 フッ酸処理前後の比較（上段：長石SEM像 ×1600，下段：ニケイ酸リチウムSEM像 ×3000）
フッ酸処理後（右），ガラスマトリックスが選択的に除去され，結晶構造が露出して接着に適する環境になっている．
（愛歯・和智貴紀先生のご好意による）

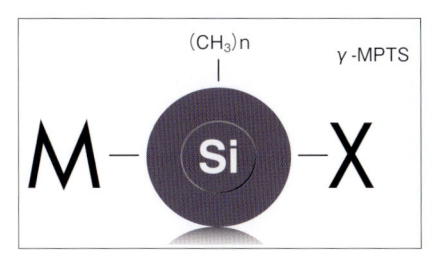

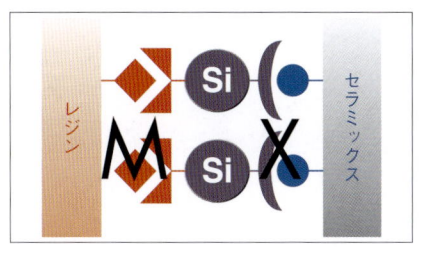

図4 シランの構造式．Xは親水基，Mは官能基．シランを介してそれぞれの手で繋がっている．

第4編 セラミック修復 おさえておきたい⑩のポイント

Q8 セラミックスの接着のポイントは？

A
- セラミックスの処理と歯面処理を適切に行う．
- 余剰セメントや未重合層は完全になくす．

1. セラミックスの処理

①セラミックス内面に9〜10％フッ酸を塗布し，90秒後（二ケイ酸リチウムの場合は20秒）に水洗します（図1）．

②フッ酸処理後の残留物を除去するため，35％リン酸を塗布し，30秒後に水洗します（図2）．

③アセトンや無水アルコールを入れた超音波洗浄器で2〜3分間，洗浄します（図3）．

④分子間力を増強するためシランカップリング処理を行い（図4），その後，ドライヤーを2分間あてて水分やゴミなどを除去します．

⑤セラミックス内面にボンディング材と光重合型の接着性レジンセメントを塗布し，歯面処理が終わるまでライトシールド下に置いておきます（図5）．セラミックスの厚みが2mm以上ある場合は，デュアルキュアタイプのレジンセメントを使用します．ボンディングシステムによってはボンディング材とレジンセメントが接触することで急速に硬化が開始されることもあるので注意が必要です．

2. 歯面処理

①仮着用セメントや汚れを，パーミスやカップブラシなどを用いて清掃します（図6）．

②リン酸を全体に塗布し，直後に水洗します．チョーク様の白色状を呈する部分はエナメル質のため35％リン酸，その他は象牙質のため象牙質用プライマーを用いて処理し，続いてボンディング材を塗布します（図7）．光照射は行いません．

3. セラミックスの装着

①セラミックスを支台歯に接着し，余剰セメントは筆やマイクロブラシなどを用いて除去します（図8）．隣接面のレジンセメントはここで十分除去しておくことが大切です．

②メーカーの指示に従い，全体に光照射を行います．その後，マージン部にグリセリンジェルなどを塗布し，光照射して未重合層をなくします．重合後，隣接面にレジンが残っていないかをフロスなどで確認し，バリはスケーラーやメスなどで完全に除去します．

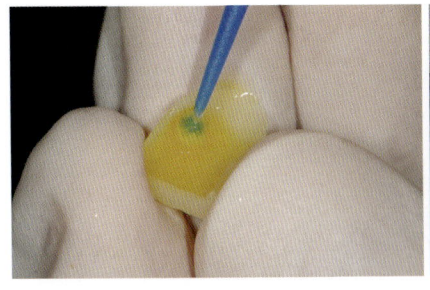

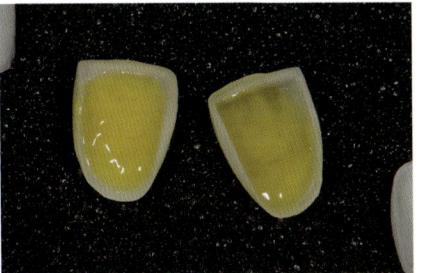

図1 フッ酸処理

図2 リン酸処理

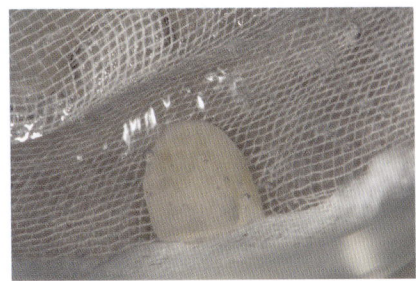

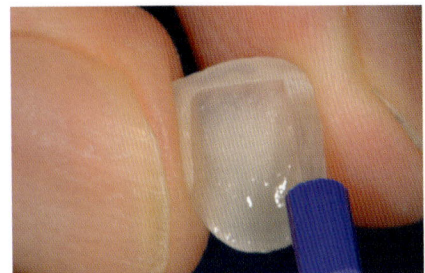

図3 超音波洗浄

図4 シランカップリング処理

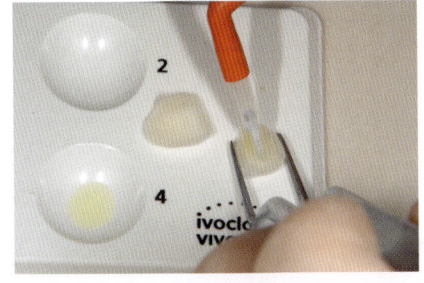

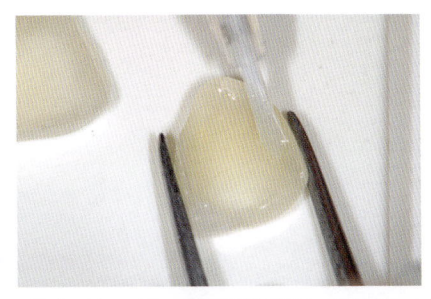

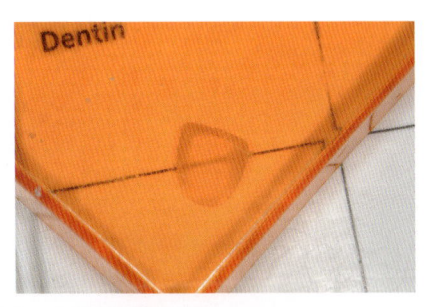

図5 ボンディング材と接着性レジンセメントの塗布（左・中）．歯面処理が終わるまでライトシールド下に置く（右）．

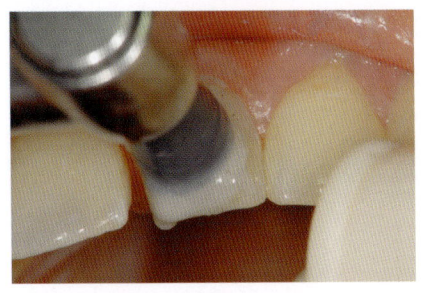

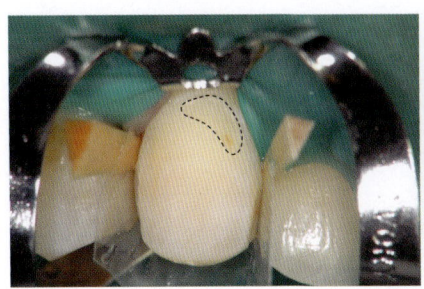

図6 歯面清掃．仮着用セメントや汚れを除去する．

図7 エッチング，プライミング（囲み線部が象牙質）

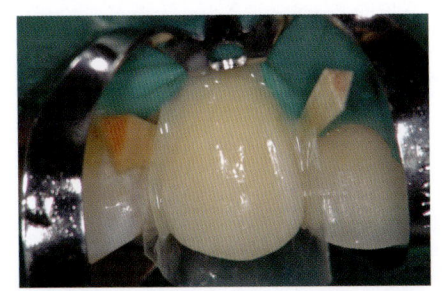

図8 装着後．余剰セメントを丁寧に除去していく．

第4編 セラミック修復 おさえておきたい⑩のポイント

Q9 メインテナンス時の注意点は？

A
- 象牙質に対する修復の場合は特に，二次齲蝕のリスクが高まるので注意する．
- 着色にはPMTC，破折にはCRによるリペアで対応する．

　プラークの付着のしやすさからみると（コンポジットレジン＞エナメル質＞セラミックス），セラミックスはプラークが付着しにくいためメインテナンスは比較的容易であると考えることができます．しかし，たとえば失活歯にラミネートベニアを装着する場合，審美性を回復するために歯肉縁下にマージンを設定することが多く，深部象牙質が露出することで経年的に二次齲蝕のリスクが高まります．特に，プラークコントロールが不良な場合は，TBIはもちろん，起こりうるリスクを患者に説明し，くり返し指導を行う必要があります．

　このほかにも，セラミック修復ではメインテナンス時に着色や小範囲の破折を生じていることがあります．着色はPMTCを行って除去し（図1, 2），破折に対してはCRでリペアを行うことがほとんどです．二次齲蝕や歯髄炎が発症した場合も，できればリペアで対応したいものです（図3）．CR以外での対応となるとリプレースしかありませんが，リプレースは時間と費用がかかり，侵襲性も高くなるのでリペアが第一選択となります．

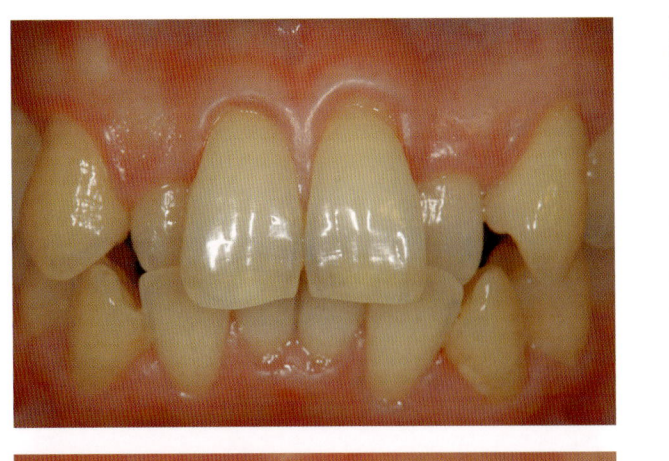

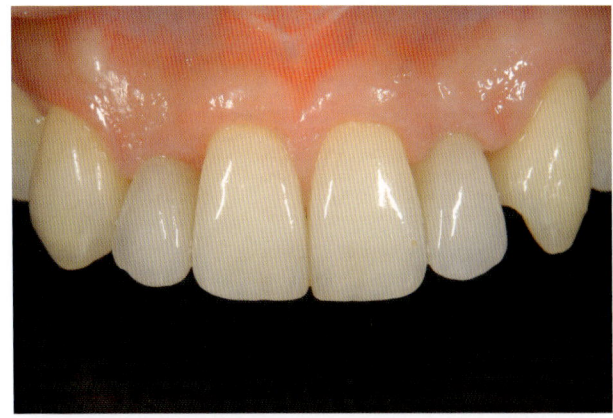

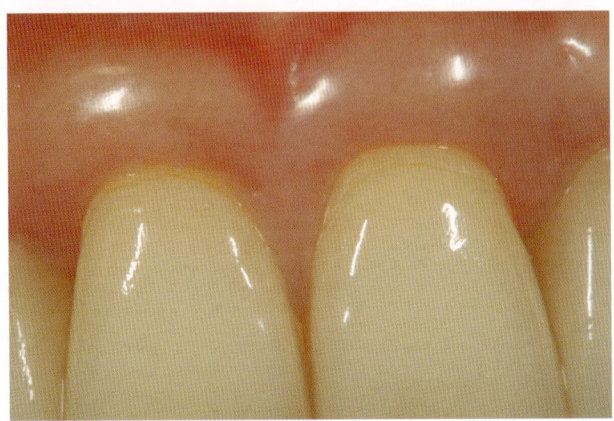

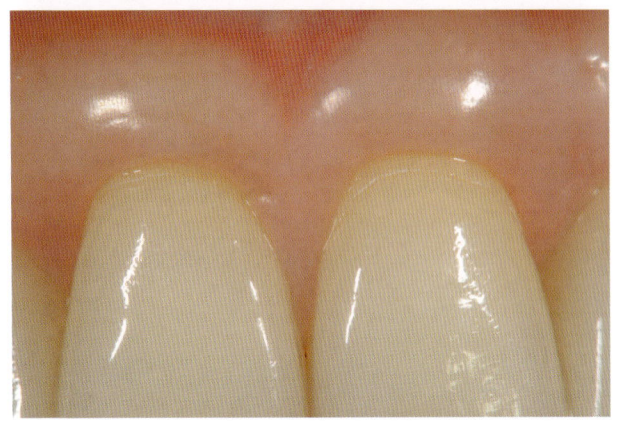

図1 着色の除去．2+2 にラミネートベニアを装着したところ（上段），メインテナンス時にセラミックス界面の着色が認められたため（下段左），PMTC を行って着色を除去した．除去1カ月後には着色は認められない（下段右）．

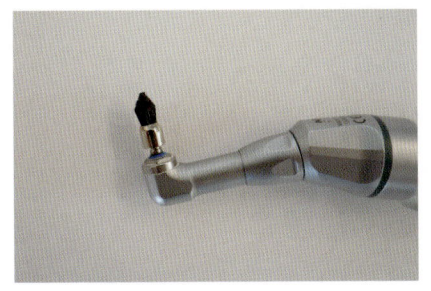

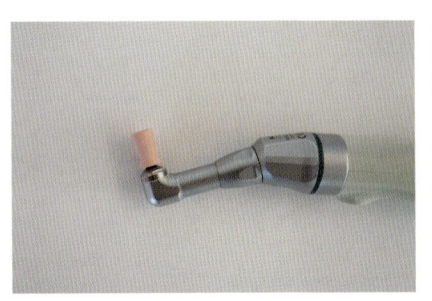

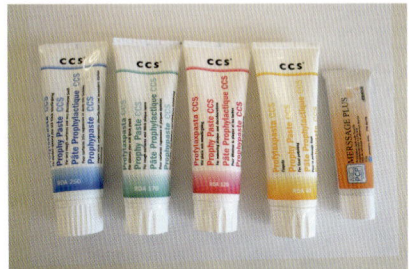

図2 PMTC に使用する器材．左：プロフィーブラシ（YOUNG），中：#102-p（All Pro），右：プロフィーペースト Pro（CCS）とメルサージュプラス（松風）

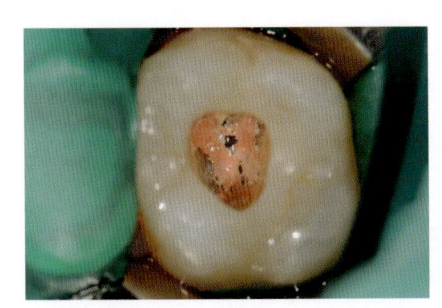

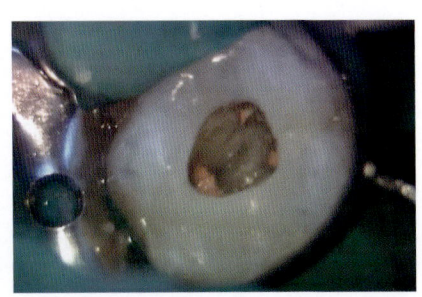

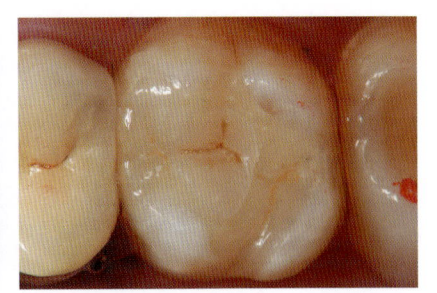

図3 セラミックスに対するリペア．セラミックインレーを装着後，歯髄炎を発症したため，小さなアクセスホールを形成して根管処置を行い，CR でリペアした．リペアによって時間と費用，生体に対する侵襲を削減でき，患者も仕上がりに満足している．

第4編
セラミック修復 おさえておきたい 10 のポイント

Q10 器材はどうそろえるか？

A
- 治療の質を上げるために，いかにストレスなく診療できるかの目線で選ぶ．
- コストパフォーマンスも意識する．

　セラミック修復においても，いかにストレスなく診療できるかが重要だと考えています．「弘法筆を選ばず」といいますが，医療においてそれはないと考えます．使いやすい器材は治療の質を上げ，術者にストレスを与えません．その結果として，患者に最高の治療を提供することに繋がると考えています．そのなかで，コストパフォーマンスのよいものを選択することが大切です．
　筆者らが使用している器材を紹介します．

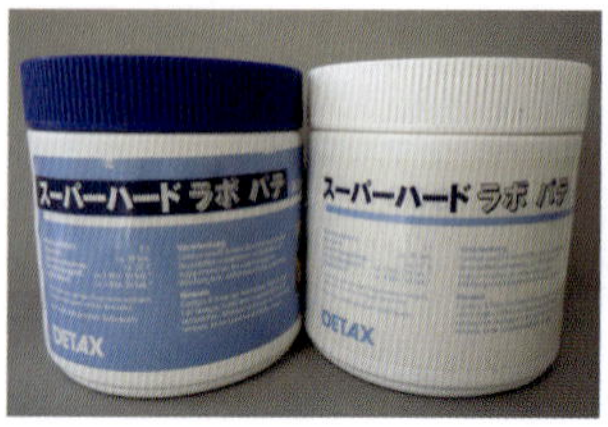

図1 シリコーンインデックス用材料．ラミネートベニアの唇側や切縁などのクリアランスを確認するために使用する．価格も安価で，固すぎず操作性もよい．
スーパーハードラボ　パテ（茂久田商会）

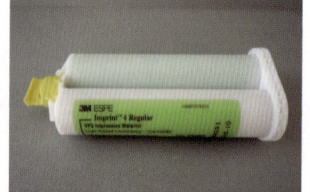

図2 印象材．操作性がよく，ラミネートベニア形成時の狭い隣接面にもよく流れる．適度な硬さで，視認性もよい．ミントの香り付き．
implint4（3M）

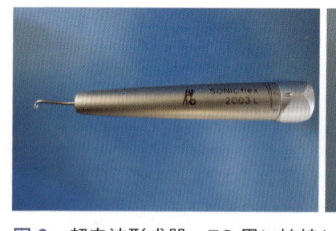

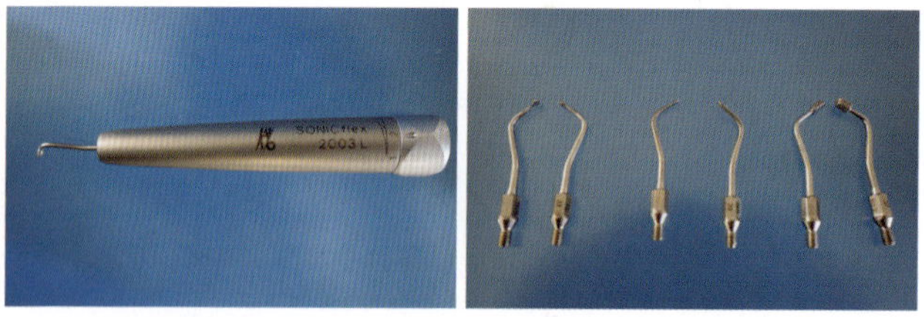

図3 超音波形成器．FG用に接続して使用する．インレー，ラミネートベニア形成，仕上げ用の別売りのチップがあり，形成の補助に使うとスムーズな面に仕上がる．
sonic flex（KaVo）

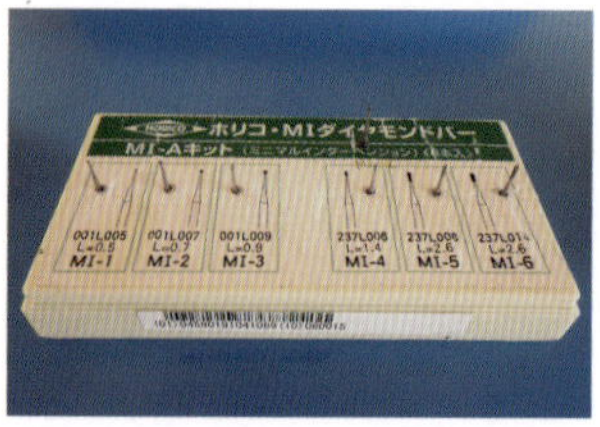

図4 形成用バー．狭小の窩洞形成やリペアに最適．ロングタイプはマイクロスコープの視界を妨げない．
ホリコ・MIダイヤモンドバー（茂久田商店）

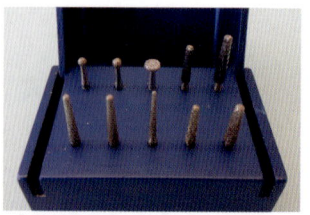

図5 形成用バー．ラミネートベニアや全部被覆冠の形成に使用する．左上から，801-016, 018, 909-040, H375RDF018, 021（komet）左下から，T4（komet），SF101（松風），850-014, S1-016, 021（Komet）

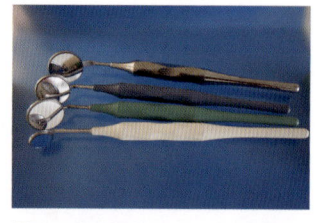

図6 表面反射ミラー．二重像がなく高反射率．拡大ルーペやマイクロスコープによる精密な治療に有効．
ウルトラビジョンFS　ハーネンクラット（茂久田商会）

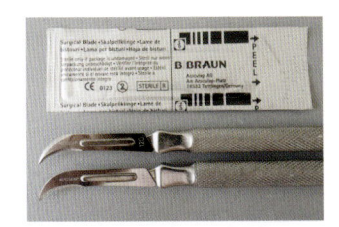

図7 レジンセメント除去器具．ラミネートベニアやインレーの余剰セメントの除去に有効．片刃・両刃があり，両方使用することが多い．
12・12D Aescluap（B.Braun）

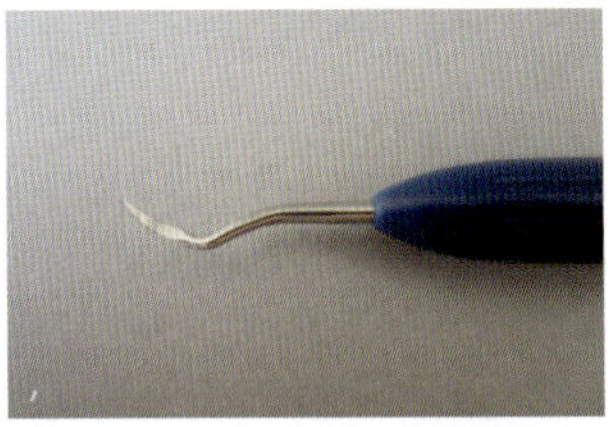

図8 スケーラー．ペリオ用だが，余剰セメントの除去にも使いやすい．
LM エクセススケーラ（LM）

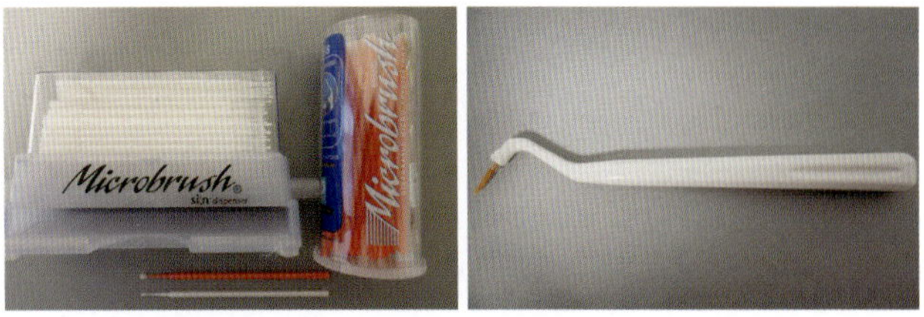

図9 接着操作用器具
左：プライミングとボンディングに使用する．
マイクロブラシ スーパーファイン〈白〉，レギュラー〈赤〉（フィード）
右：硬化前の余剰セメントの除去に使用する．隣接面までよく入り除去がとても楽である．
筆用ハンドル，No2 の筆（ジーシー）

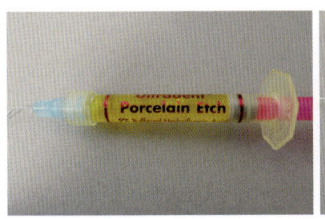

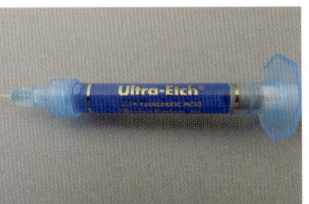

図10 酸処理材．セラミックスの酸処理に使用．塗布した位置からの流出が少なく，不要な個所の脱灰が起こらない．
左：Porcelain Etch（ウルトラデントジャパン）
右：Ultra-Etch（ウルトラデントジャパン）

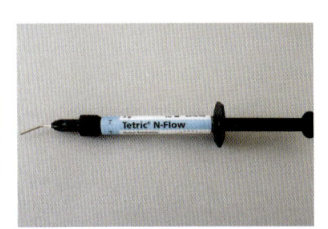

図11 ベニア用セメントの代替材．硬化前・硬化後の色の変化が少ない．
テトリック N-Flow（Ivoclar Vivadent）

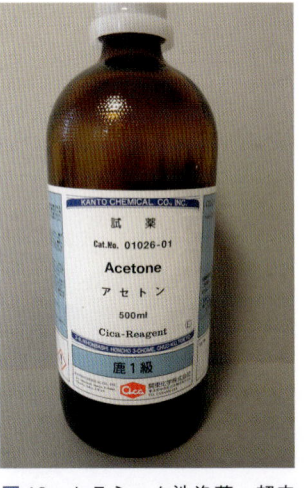

図12 セラミック洗浄薬．超音波洗浄器でのセラミックスの洗浄に使用する．
アセトン（関東化学）

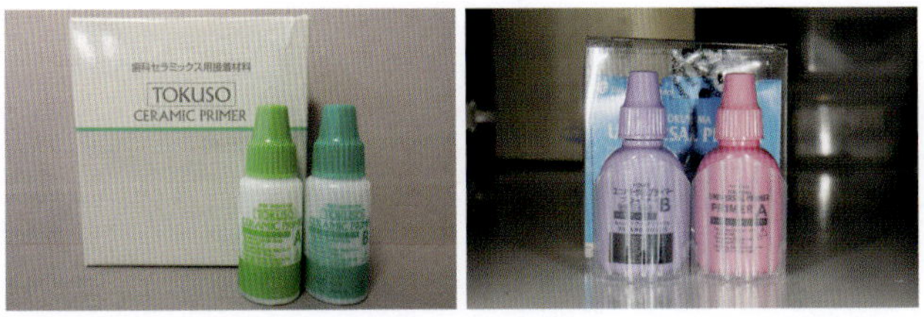

図13 プライマー
左：2 液性なので溶液の変性が少ない．
セラミックプライマー（トクヤマデンタル）
右：メタルやポーセレン，ジルコニア，CR に使える．
ユニバーサルプライマー（トクヤマデンタル）

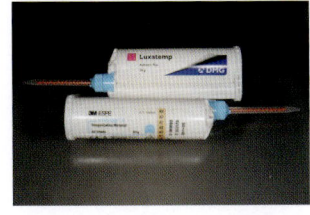

図14 プロビジョナル用材料．ラミネートベニアのモックアップやプロビジョナルに使用．重合熱が生じないので口腔内で硬化させることができる．
上：ルクサテンプ（DMG）
下：プロテンプ（3M）

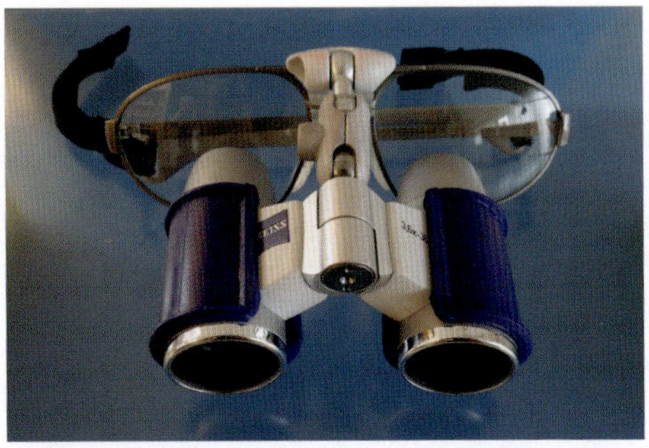

図15 CarlZeiss 社製拡大鏡．高倍率のガリレオ式拡大鏡は鏡筒が長く暗くなりやすいが，ケプラー式は反転プリズムを使用して距離を稼いでいるため鏡筒が短く明るい．
ケプラー式ルーペ（ジーシー，白水貿易）

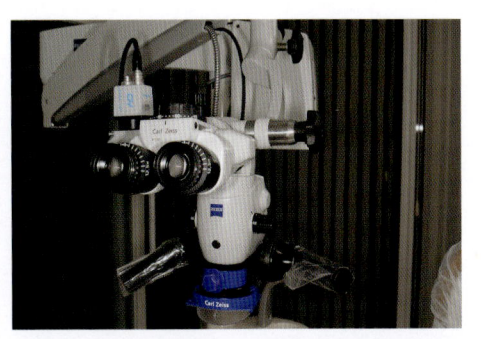

図16 CarlZeiss 社製マイクロスコープ．モーラーインターフェイスを備え，術者は姿勢を崩さずに操作できる．精度の高い治療や MI 治療にかかせない．
OPMI PICO MORA（ジーシー，白水貿易）

column 6

CR修復とセラミック修復の違い

CR修復とセラミック修復の最も大きな違いは，CR修復は即日での処置が可能だという点です．
また，CR修復は保険診療での適応が可能なので，なじみが深い処置といえます．

CRの利点
① 基本的にCR修復は小範囲での処置が多く，最近では拡大鏡やマイクロスコープの応用でさらに窩洞範囲が小さくなり，MIの中心的役割を担っています．
② 新鮮歯質面に接着できることと，接着技術が発達したことで，強度や耐久性も十分な処置といえます．
③ リペア材として唯一の材料でもあり（第2編 8 参照），費用もセラミックスと比較して安価です．

CRの欠点
① CRは審美領域の処置にも最適ですが，Ⅳ級やⅥ級などの処置は，術者の技量の差が間接法よりも大きく出るので注意が必要です．
② 大臼歯のⅡ級や窩洞範囲が大きいケースでは強度の問題が生じるため，対合関係や咬合接触点の位置などを確認して処置を行うことが重要です．
③ CRは弾性率がセラミックスと比較して低いため，診断を誤って広範囲の充填処置を行うと咬合力によってたわみ，痛みを生じることがあります．
④ 歯肉縁下にマージンがある場合，直接法による操作時間の関係上，接着時に滲出液や血液による影響を受けやすくなります．

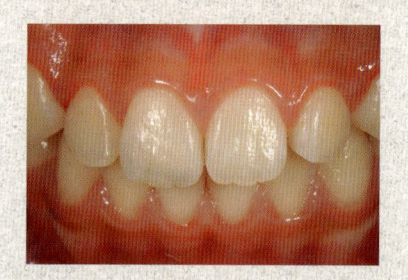

セラミックスの利点
① 間接法のセラミックスは，その物性からプラークがつきにくいという優れた特性があります．
② 窩洞範囲に応じたマテリアルの選択ができ，物性的にも安定していて経年的な劣化や変色が少ない材料です．
③ 仕上がりにおいて歯科技工士の技術の差はありますが，直接法による処置よりも再現性は高くなります．

セラミックスの欠点
① セラミックスは弾性率が高いため破折しやすいという欠点があります．ただし，いったん接着されると臼歯部の広範囲なインレー・アンレーにも十分対応できます．窩洞形成時に鋭角をなくし，滑らかに仕上げることが重要です．
② アンダーカットがあると装着できないので，CRよりも形成量が増えます．最近ではアンダーカットをCRで埋めて処置する場合も多いようです．
③ 装着までに日数が必要です（最近ではCAD/CAMによるone day treatmentもあります）．

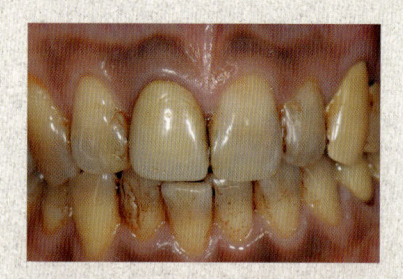

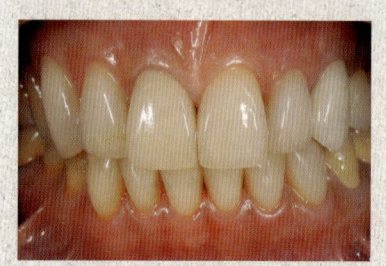

第5編 セラミック修復の臨床例

第5編
セラミック修復の臨床例

1. インレー・アンレー

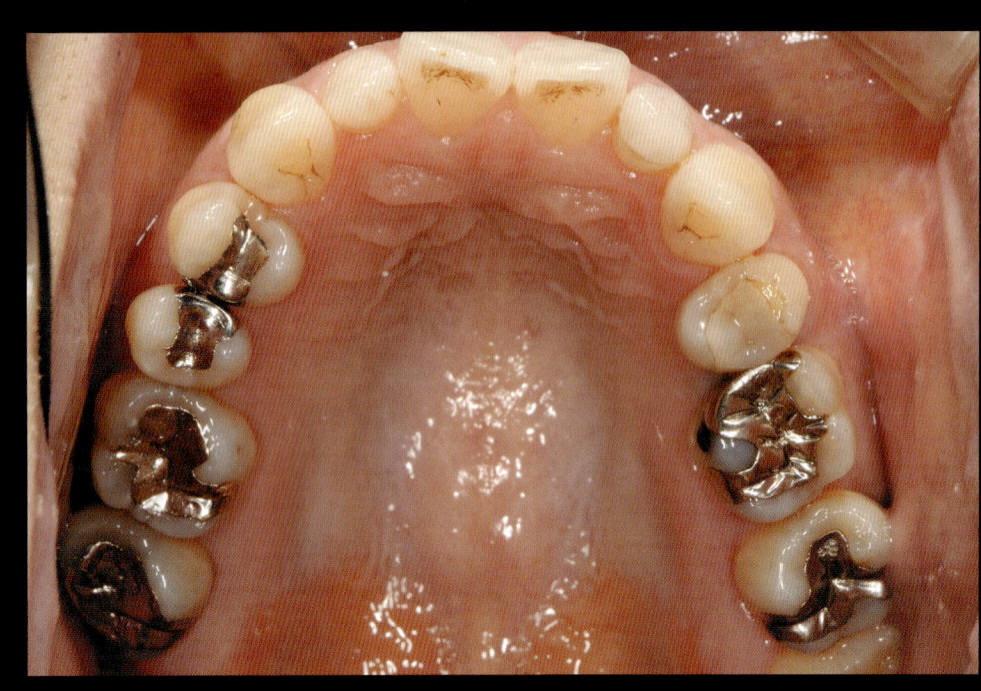

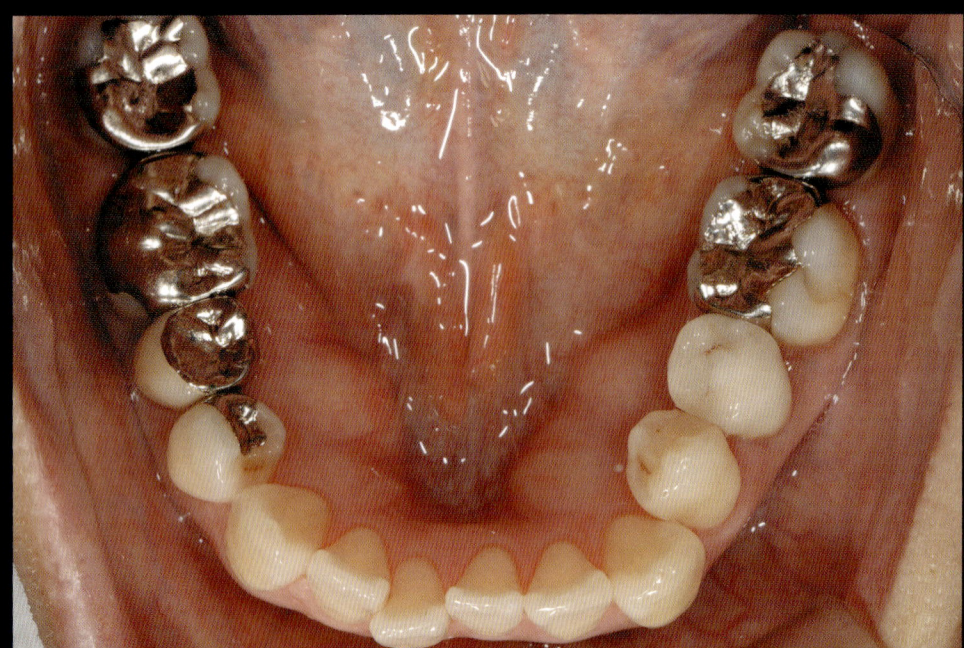

患者は30歳代の女性で，上下顎の審美補綴を希望して来院した．上顎口蓋正中部，下顎小臼歯部舌側に骨隆起が認められ，力の影響が考えられた．コンサルテーションの結果，セラミック修復を行うことになったため，クレンチングなどの強い力によるリスクを説明し，修復後はナイトガードを装着することを勧めた．トラブルになりやすい事項は始めに説明し，同意を得ることが重要である．

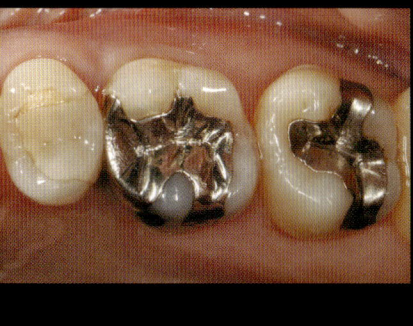

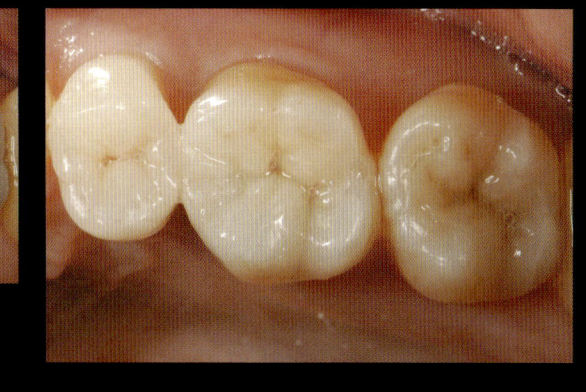

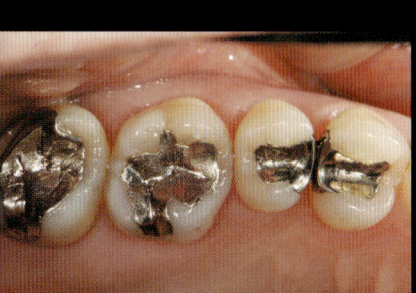

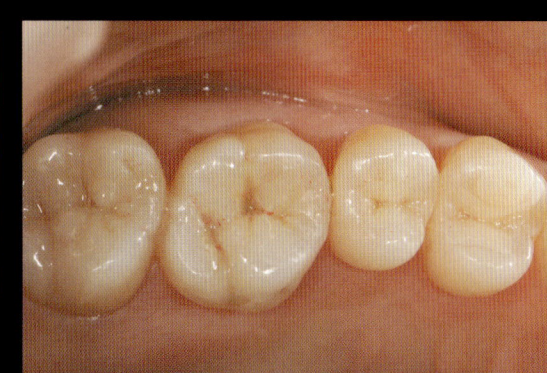

|5 は頬側咬頭がチッピングしているためセラミックアンレーとし，|67 はセラミックインレーで修復することとした．マテリアルは e.max（Ivoclar Vivadent）を使用した．|5 のように咬頭がチッピングしたり歯質の厚みが少ない場合は，咬頭を被覆するデザインとする．

7654| はセラミックインレーで修復した．応力を分散するために流線形で移行的に仕上げる．

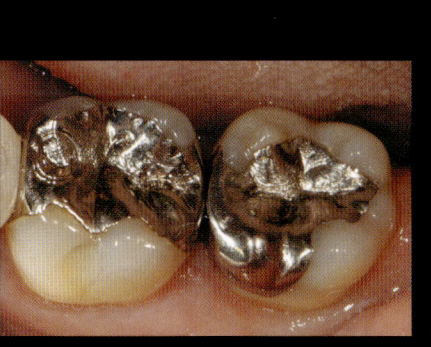

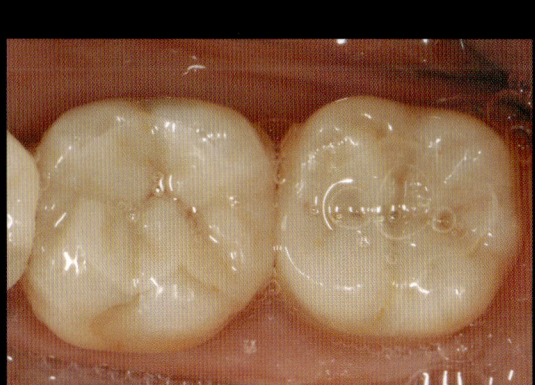

|6 はセラミックインレー，|7 はセラミックアンレーで修復した．

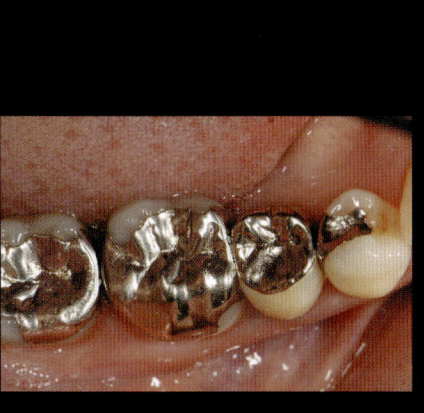

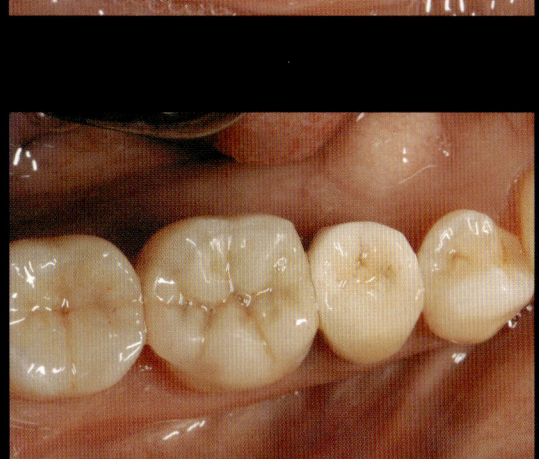

4| はセラミックインレー，5| はジルコニアクラウン，76| はセラミックアンレーで修復した．

第5編
セラミック修復の臨床例

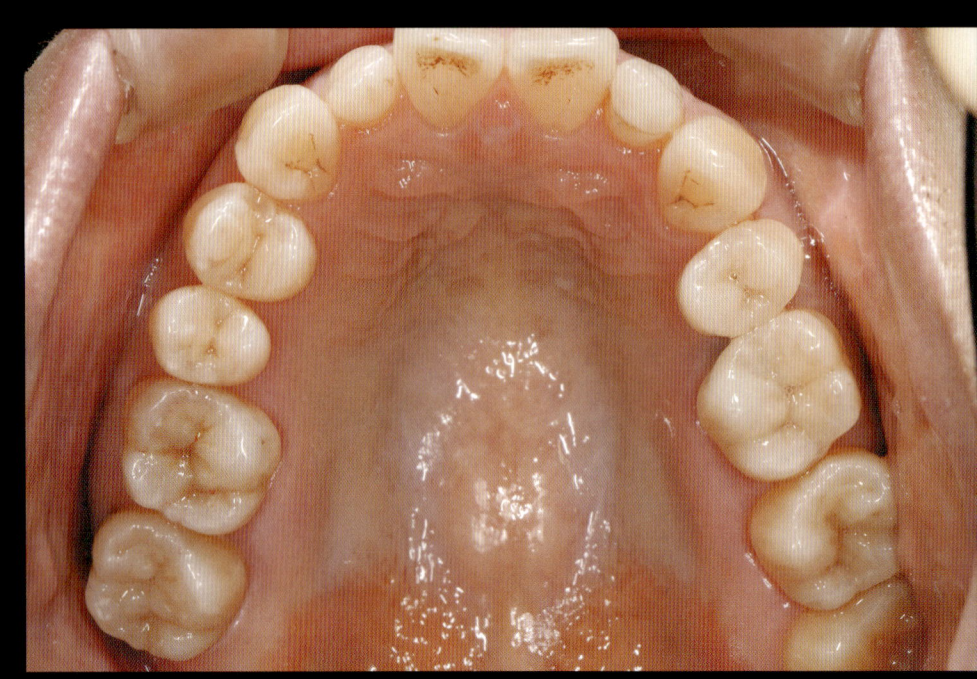

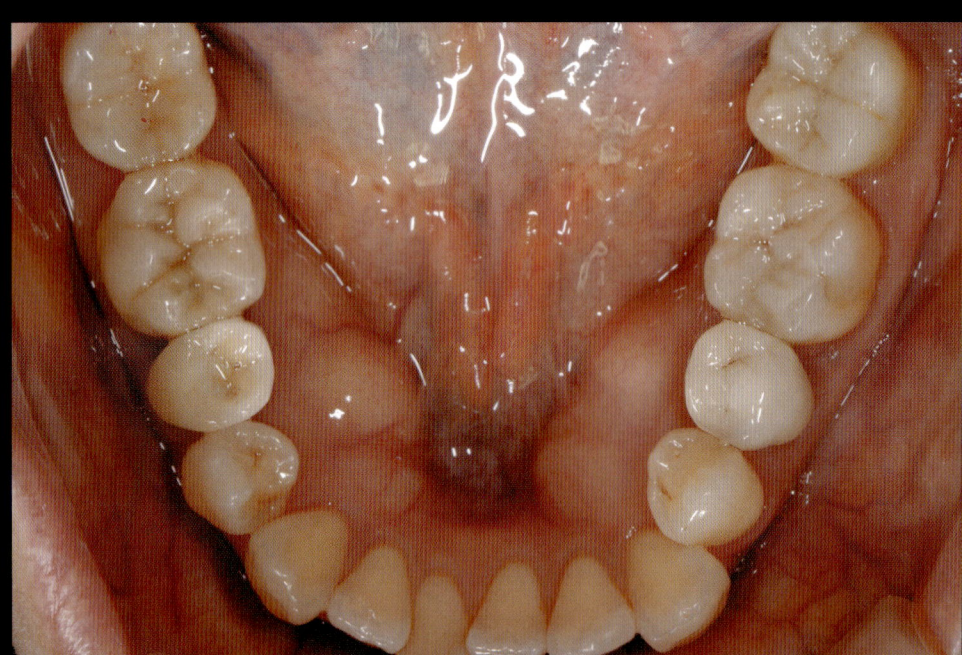

術後．患者の希望は達成されている．

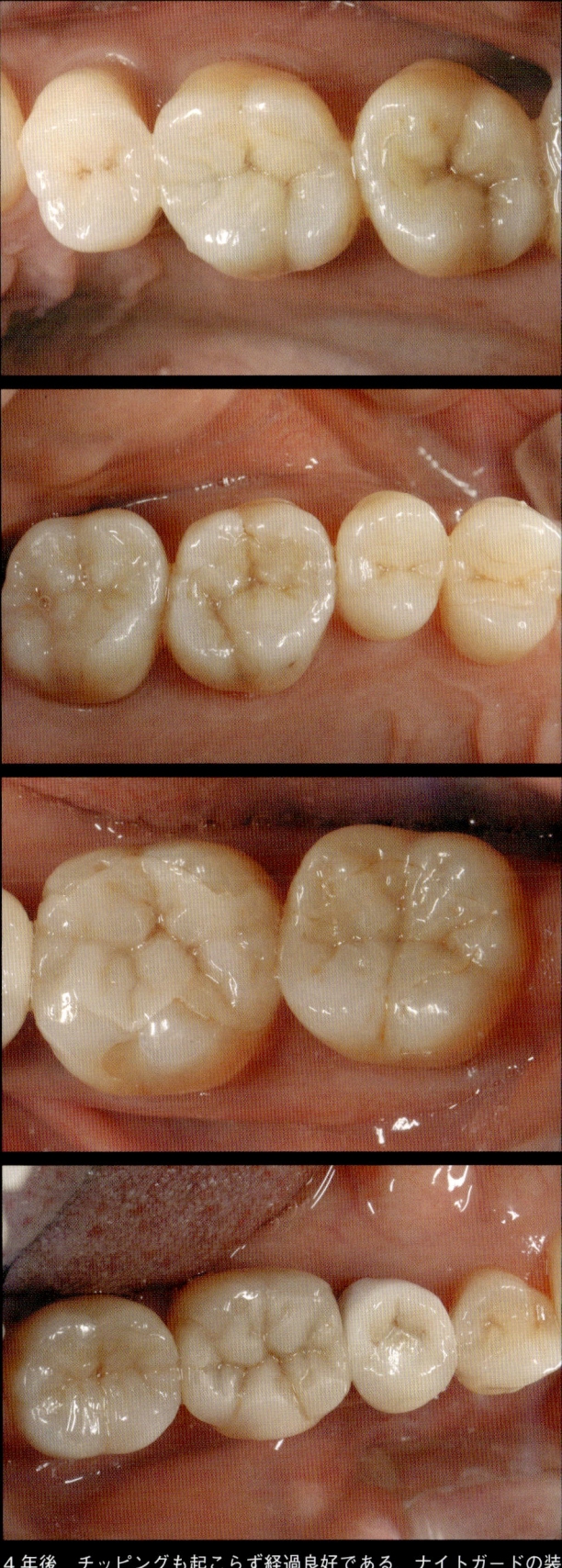

4年後．チッピングも起こらず経過良好である．ナイトガードの装着は重要である．

第5編

セラミック修復の臨床例

2. アンレー

Case1

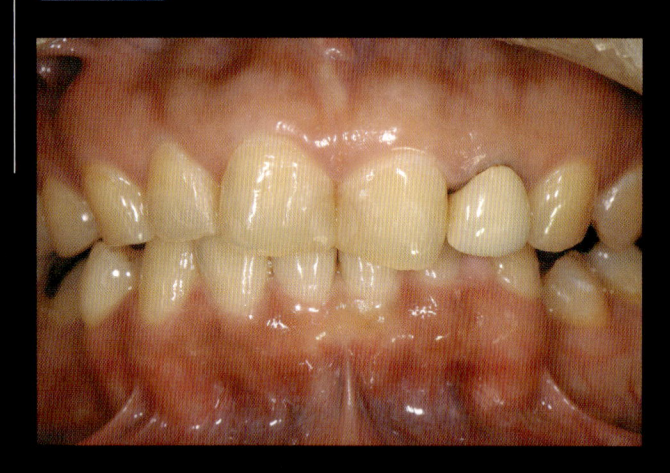

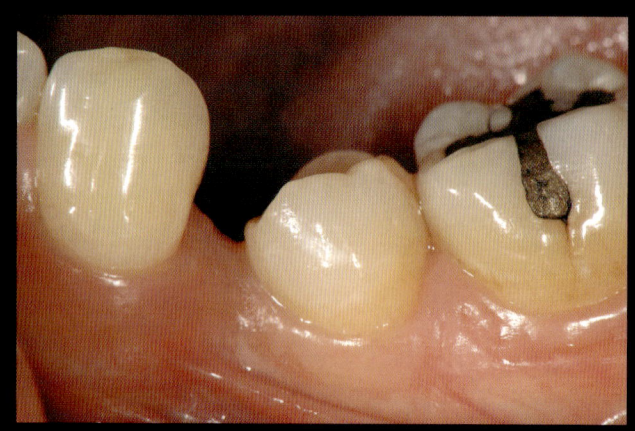

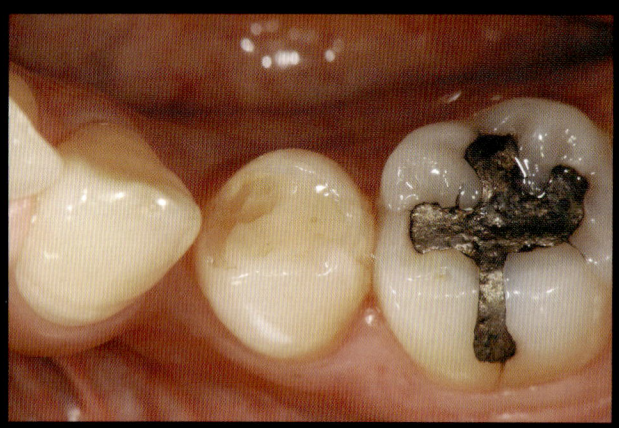

術前．`4`が欠損しており，「ものが詰まって食べにくい」「隙間が気になる」とのことで来院した．矯正は希望しなかったため，`5`のセラミックアンレーによる修復を計画した．

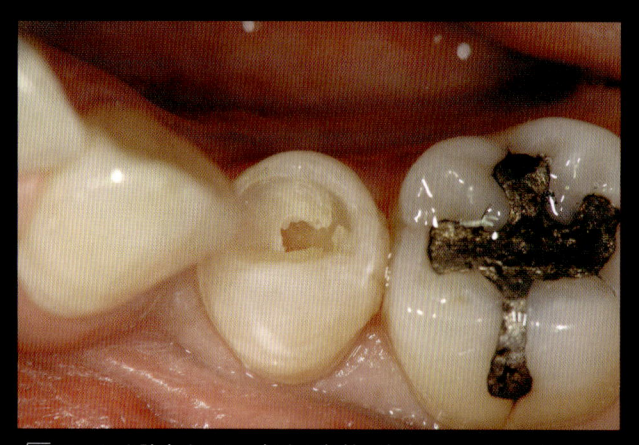

`5`のCRを除去すると，気泡と齲蝕が存在していた．一見きれいにみえるものでも，除去して確認することが重要である．

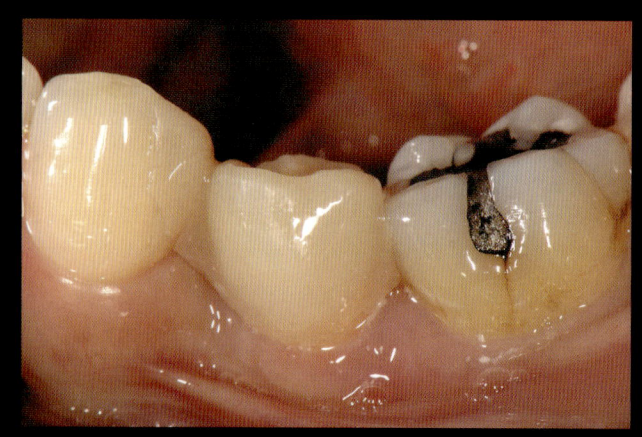

モックアップ．この状態で実際に使用してもらったところ，ものが詰まりにくくなり，みた目も気にならなくなった．`5`のアンレーがカンチレバーになりすぎないようにするため，`3`遠心にはCRを足している．

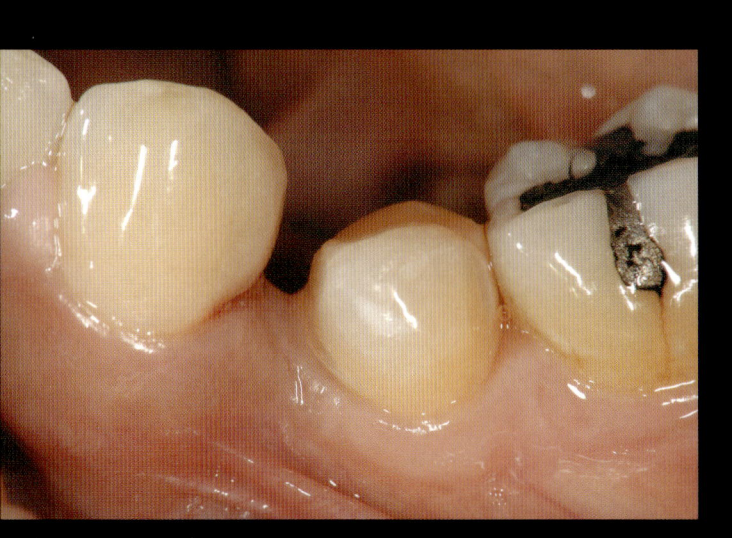

形成後．近心は歯頸部からの立ち上がりの形態をつくるために，やや縁下からシャンファーで軸面を形成した．頬側は歯頸部付近のみに薄くシャンファーを形成したがほとんど削っていない．着脱方向は唇側である．

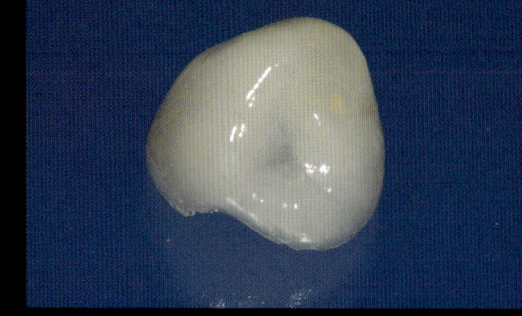

セラミックアンレー．見慣れない形態だが，接着法の確立により可能になった MI の修復物である．

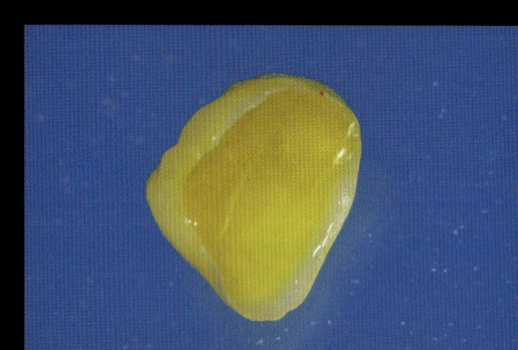

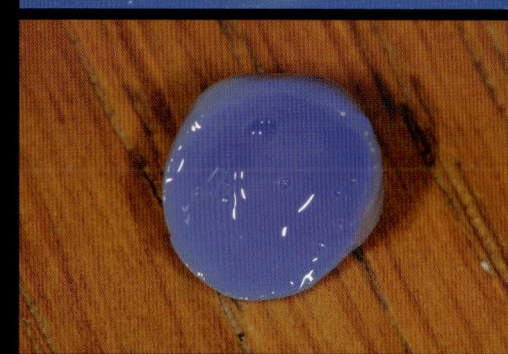

フッ酸処理とリン酸処理

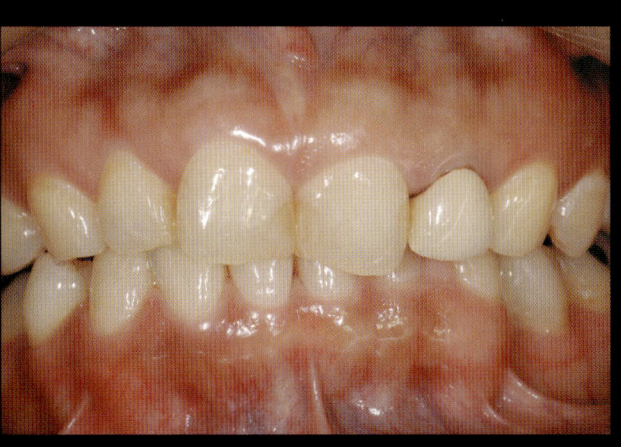

術後．最小限の歯質の削除量で，機能性，審美性ともに回復できた．

第5編

セラミック修復の臨床例

Case2

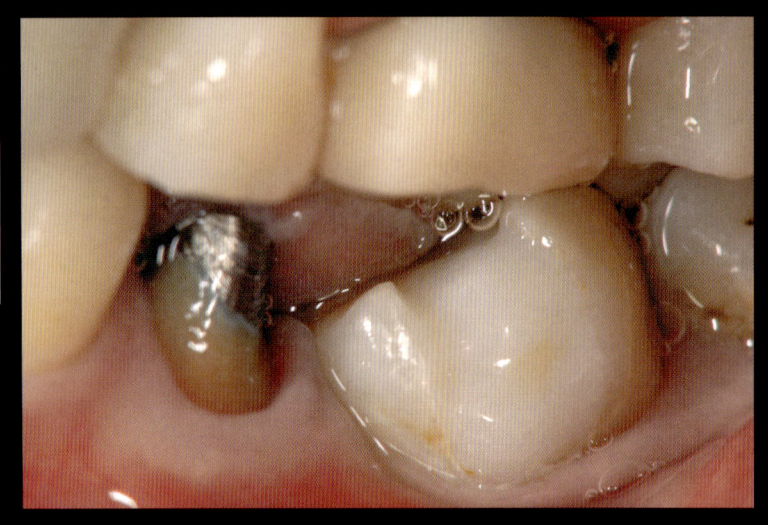

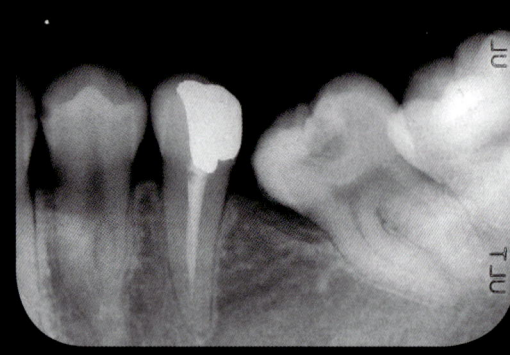

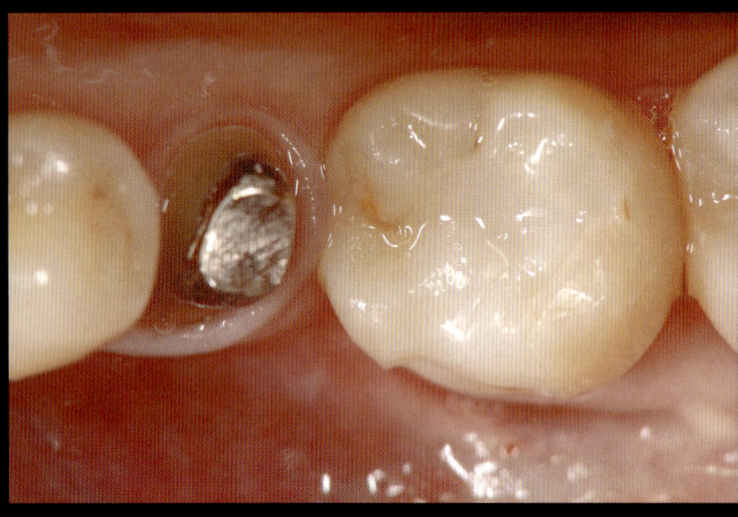

術前．6̲ が近心傾斜している．患者は矯正を希望しなかったので，セラミックアンレーでの修復を計画した（5̲ は齲蝕の範囲が大きいので全部被覆冠とした）．

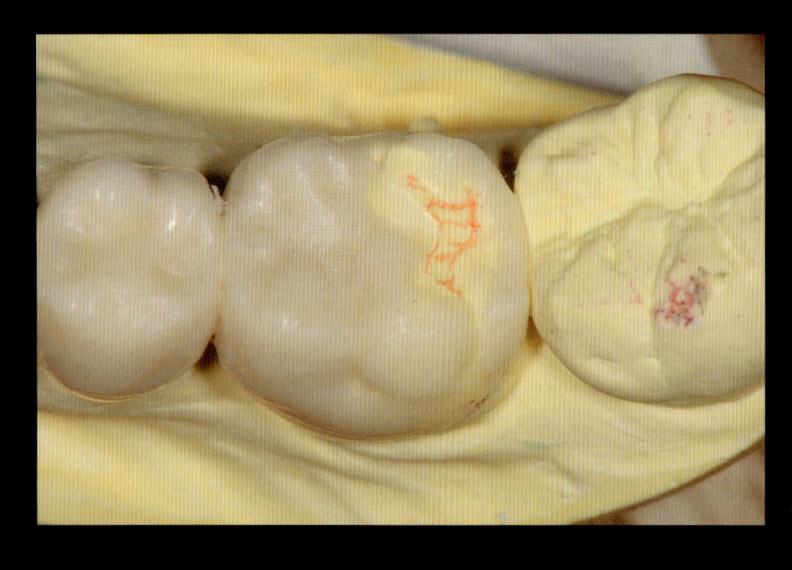

診断用ワックスアップを行い，術後をイメージする．

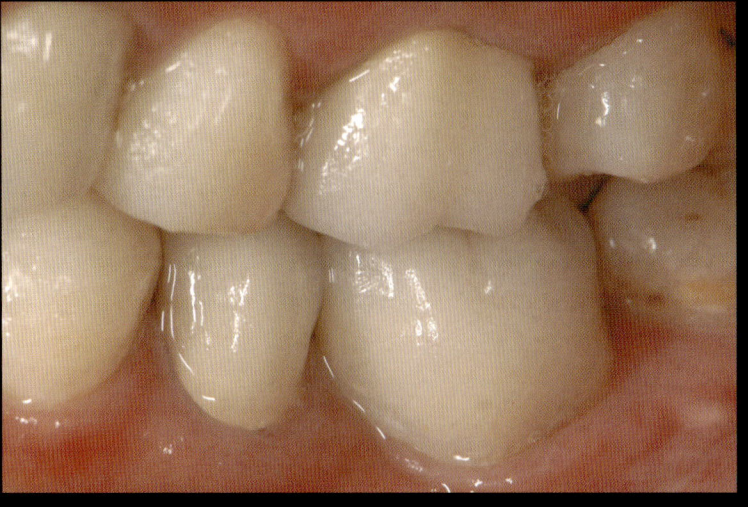

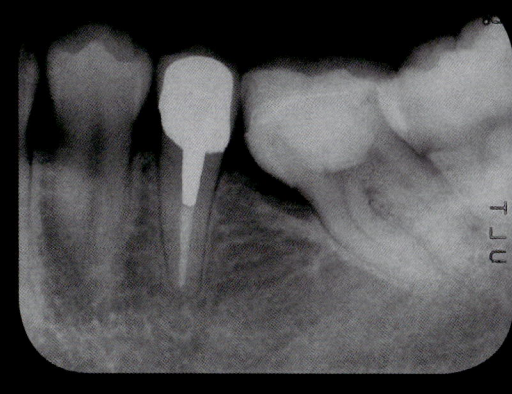

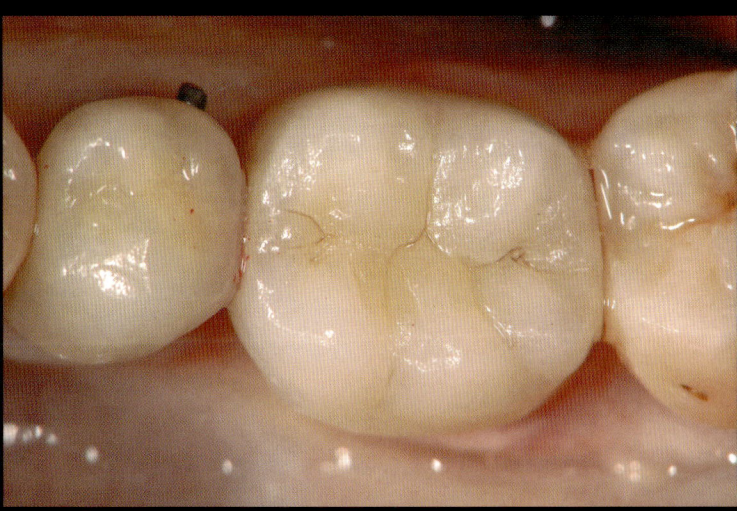

術後．最小限の削除量で修復できた．マージンはすべてエナメル質の範囲内に設定できた．

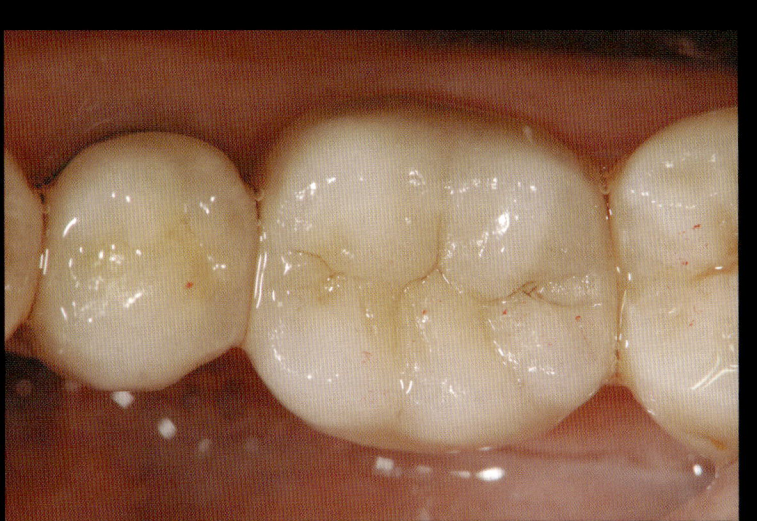

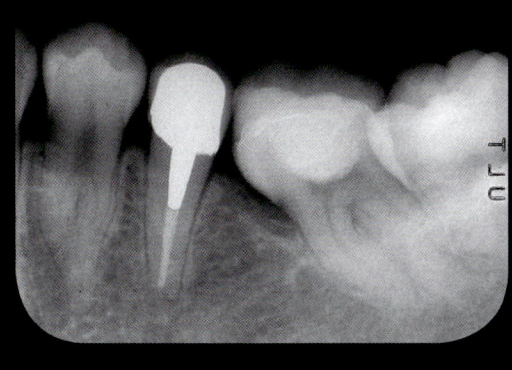

4年後．良好に経過している．

第5編 セラミック修復の臨床例

3. ラミネートベニア（審美障害への対応）

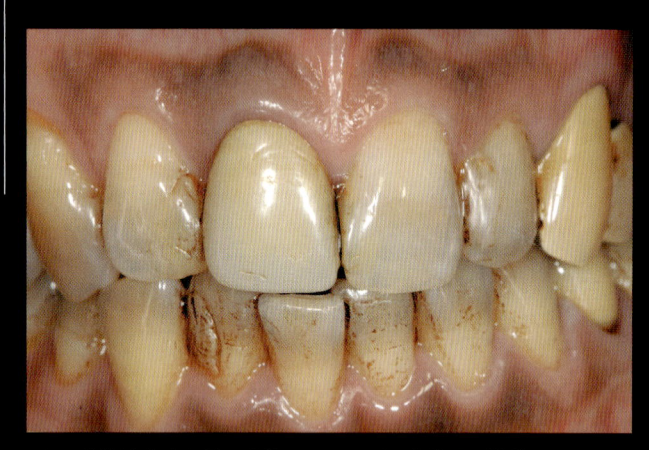

1| の審美障害を主訴に来院した．レジン前装冠が装着されていたが，経年的な変色が認められた．その他の前歯部にも着色，変色が認められた．コンサルテーションの結果，1| は陶材焼付金属冠，その他は PMTC とホワイトニングを行うことにした．

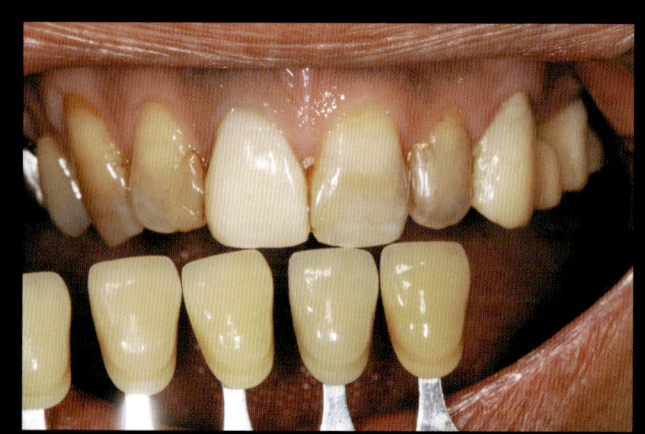

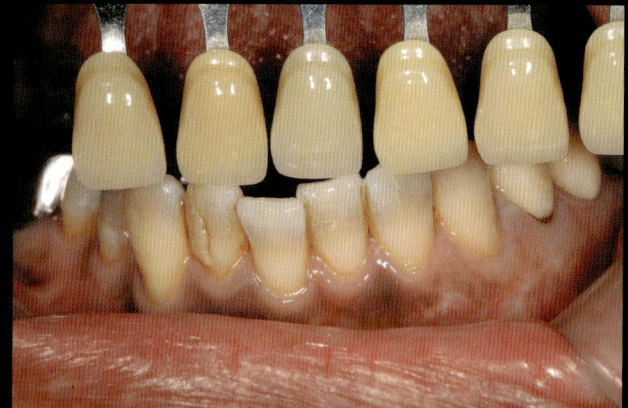

PMTC 後，1| はメタルコアを装着してプロビジョナルに置きかえた．ホワイトニング前にシェードの確認および記録をしている．

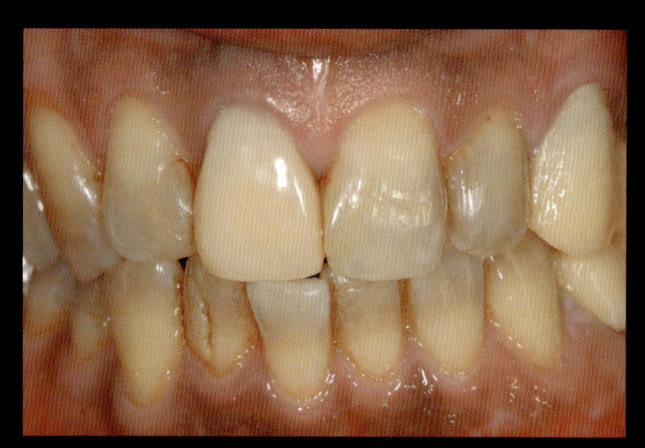

ホワイトニング終了時．ホワイトニングの効果は出ているが，テトラサイクリンの変色が内在していることが表面化した．患者は欲が出たのか，さらに「白い歯」を希望したが，抜髄は望まなかった．そこで，32|12 はラミネートベニア，1|3 はオールセラミックスによる修復を行うことにした．また，下顎は前歯に叢生があることから LOT を行い，3+3 にラミネートベニアを装着することにした．

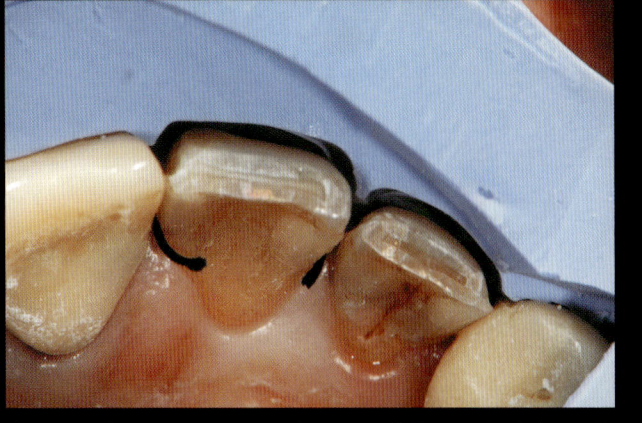

|12の形成．シリコーンインデックスを使用しながら注意深く最小限の形成を行った．

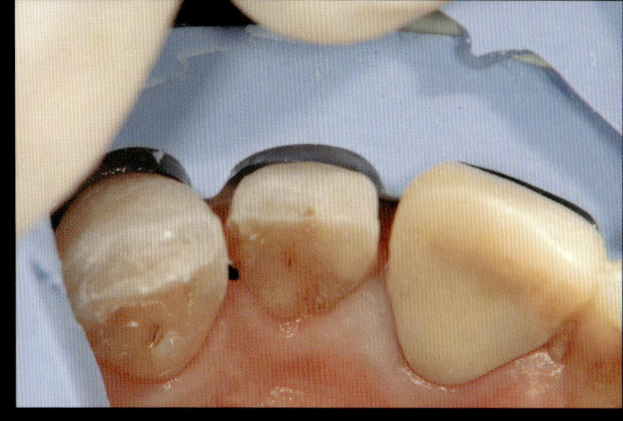

32|の形成

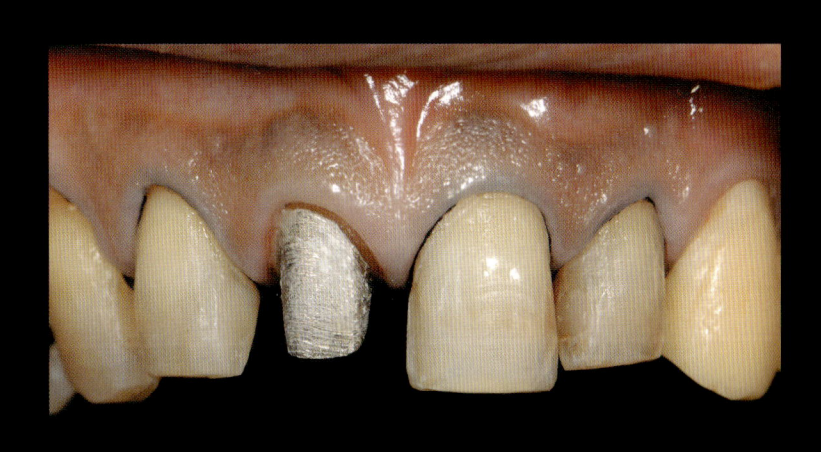

32|12はエナメル質が保存されている(|1|はメタルコアが装着されていたがオールセラミックスの形成を行っている)．

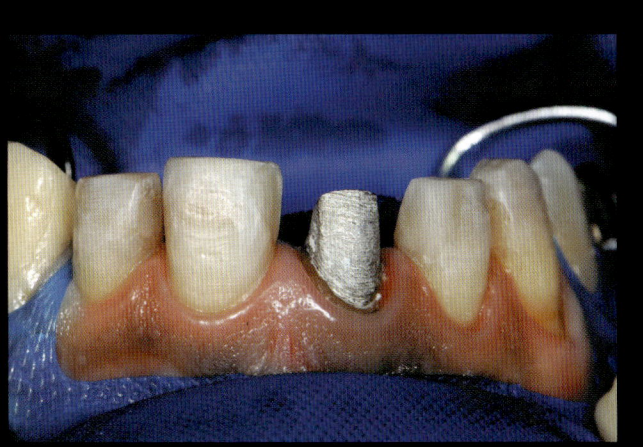

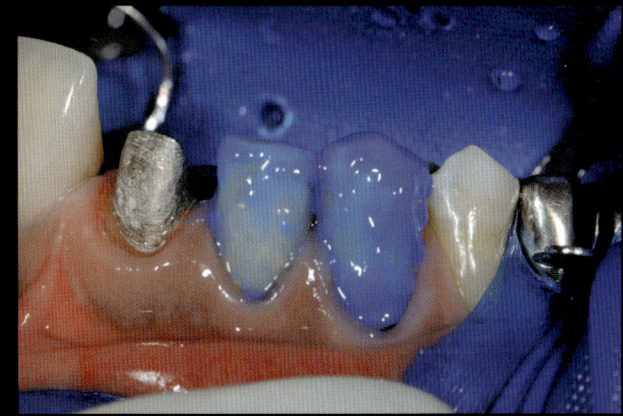

3本同時に装着するために 2+4 までラバーダムシートをカットし，その他の部分はラバーダム防湿を行い，エナメル質にエッチングを行った．

第5編

セラミック修復の臨床例

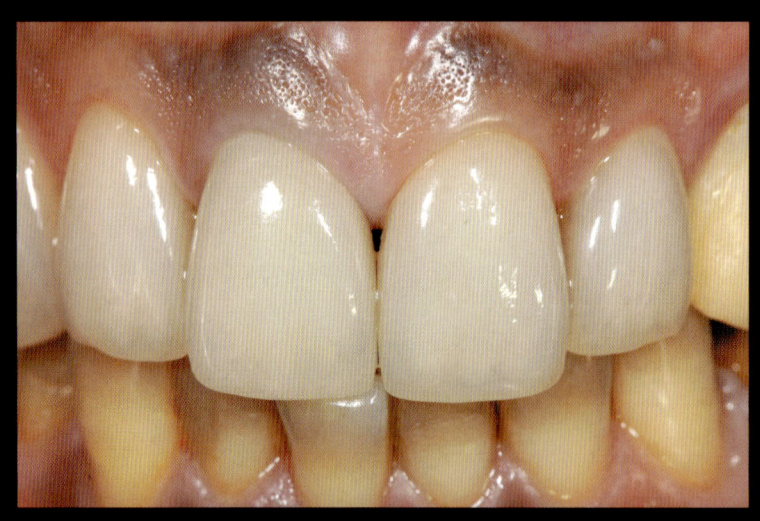

ラミネートベニア装着後，色が落ち着くのを待って 1| の印象採得を行い，オールセラミックスを製作した．患者の希望に沿った審美的な結果が得られた．

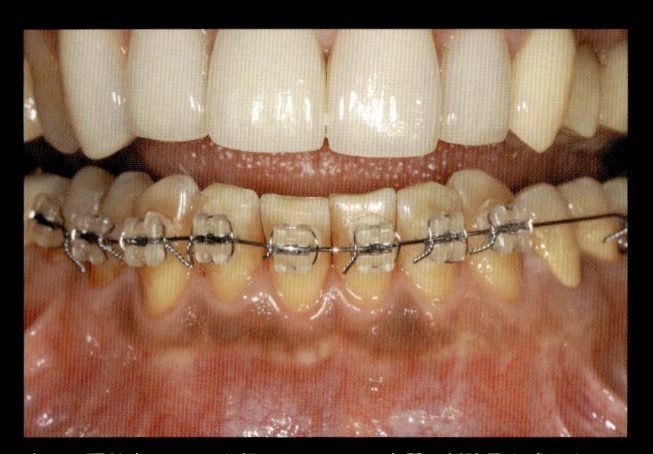

次に下顎前歯の LOT を行った．LOT は歯質の削除量を減らすのに最も効果的で優しい治療である．

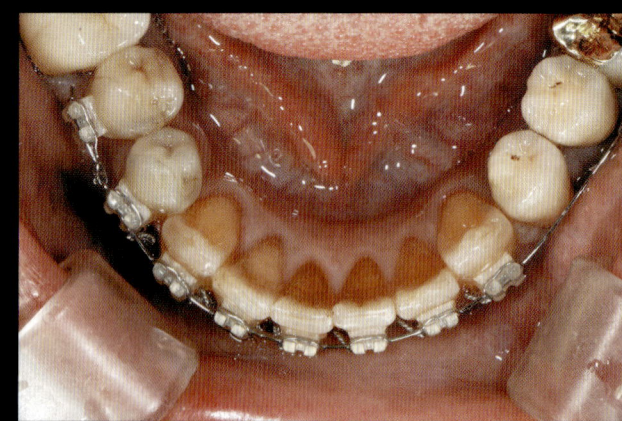

LOT 終了後

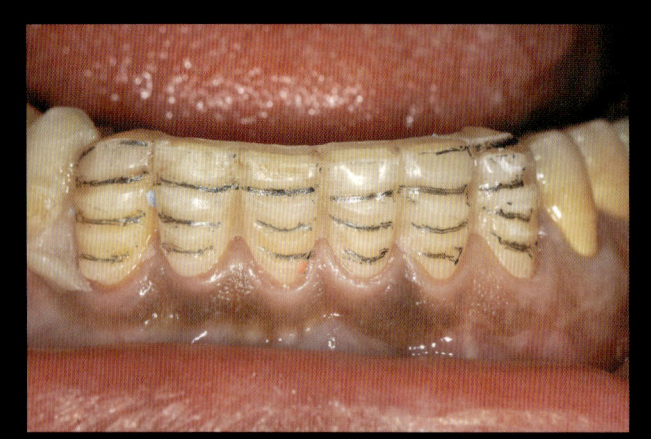

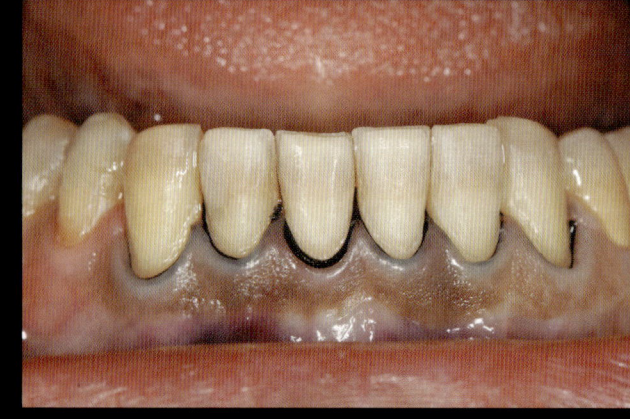

モックアップを行い，その上から形成を行った．ファイナルレストレーションのための均等かつ最小限の形成量が得られる．

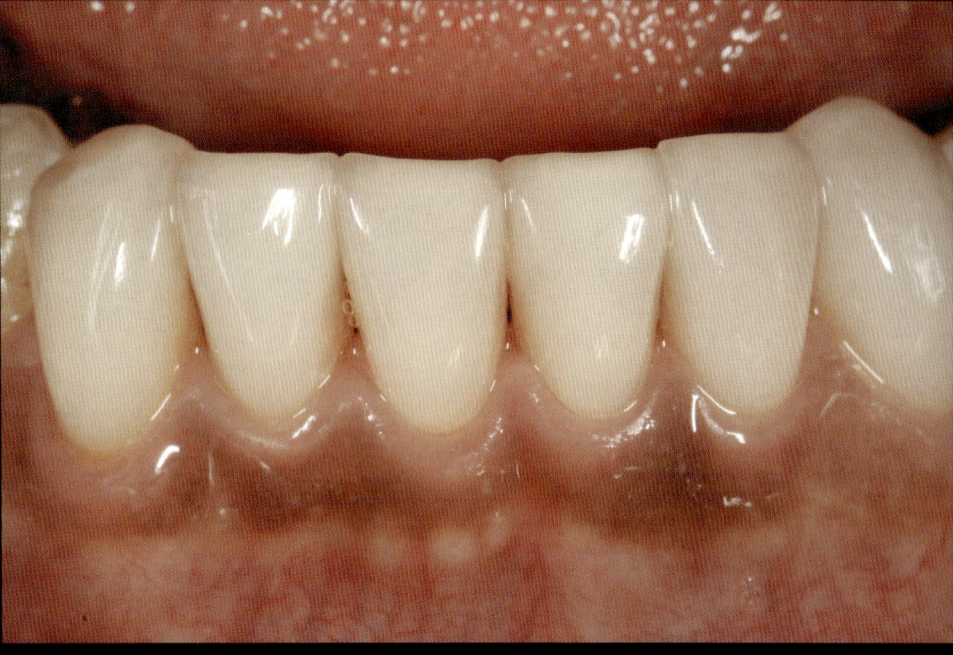

ラミネートベニア装着時．自然な色調と形態が再現できた．

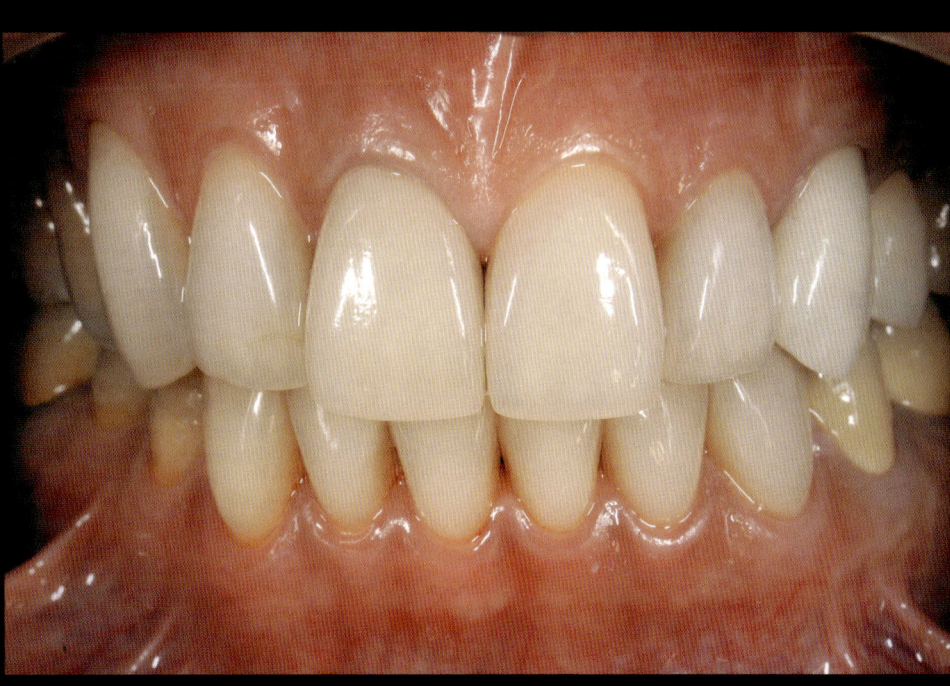

ガムピーリングも行い，患者の希望するなるべく歯を削らない審美的な治療を実現できた．

第5編
セラミック修復の臨床例

4. ラミネートベニア（外傷への対応，サンドウィッチテクニック）

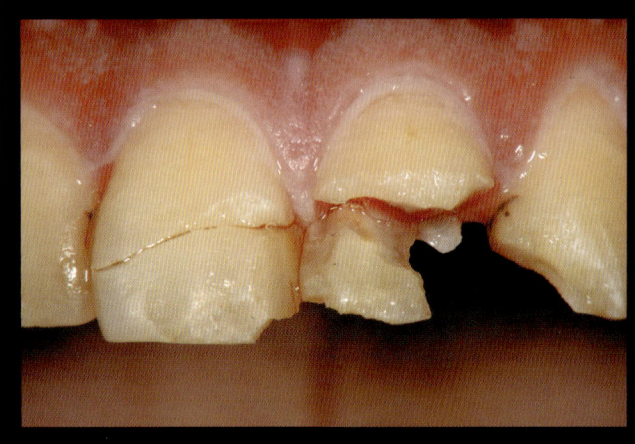

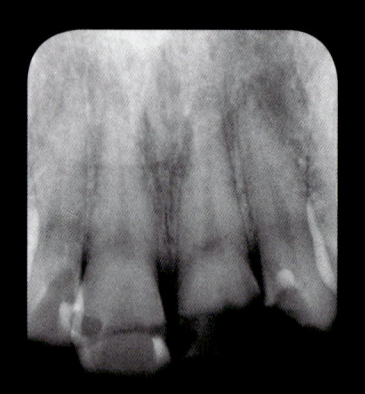

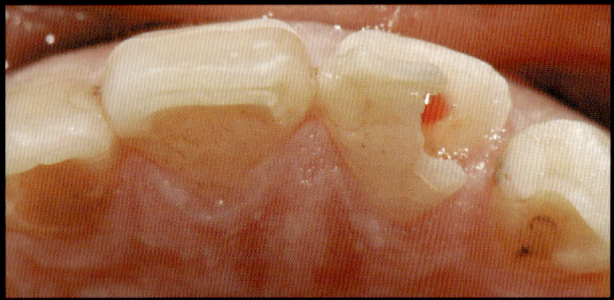

転倒して 1|12 を破折し来院した．1|1 は露髄の可能性が高く，|1 はすでに露髄していた．

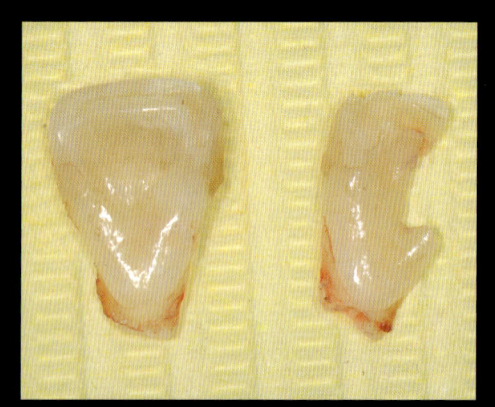

破折部を注意深く剥がしていくと，さらに大きな破折であることが判明した．

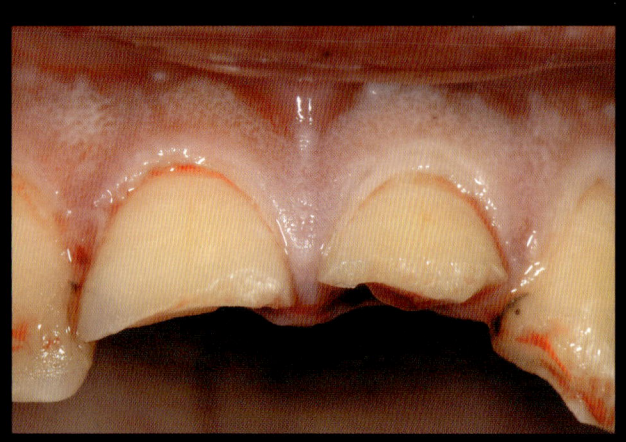

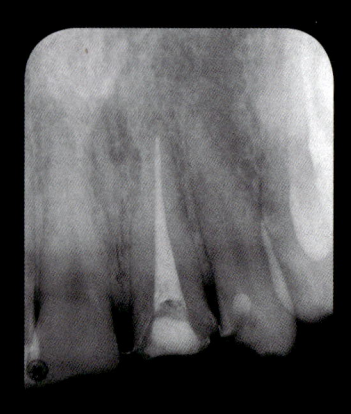

破折した位置の最深部をプローブで測定したところ，1| は 4mm，|1 は 3mm であり，歯冠歯根破折で歯冠部は 1/2 以上失われていたため，|1 は根管治療を行い，1|1 舌側は CR で封鎖した．

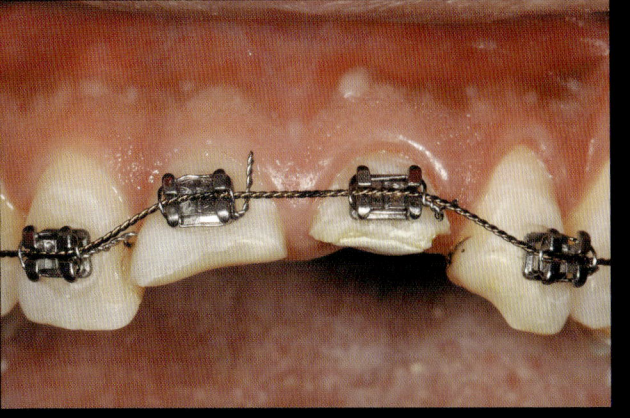

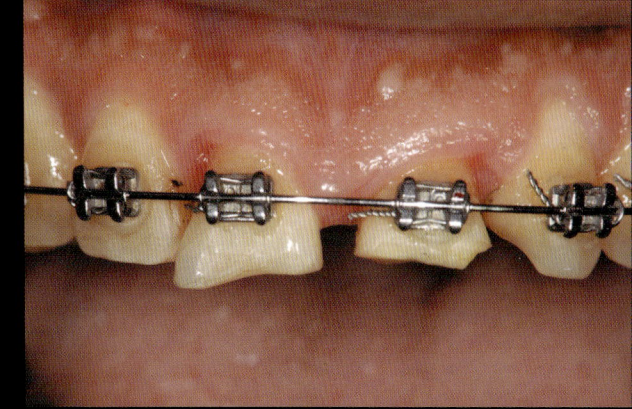

コンサルテーションの結果，患者は歯の保存を強く希望したため，チャレンジングではあるが可能な限りMIの処置を行うこととし，1|1をエキストルージョンしたうえで舌側はCR，唇側はラミネートベニアのサンドウィッチテクニックを行う計画を立てた．抜歯も含め治療の変更もあり得ることも説明し，同意を得た．

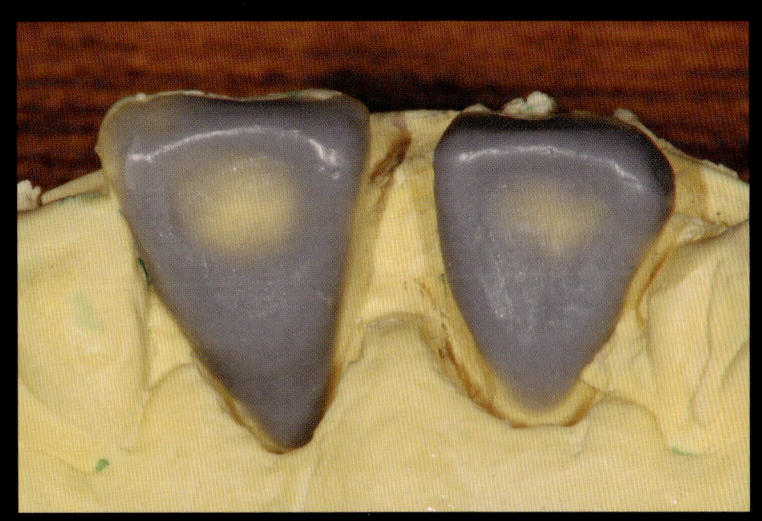

舌側部をCR修復するため診断用ワックスアップを行った．

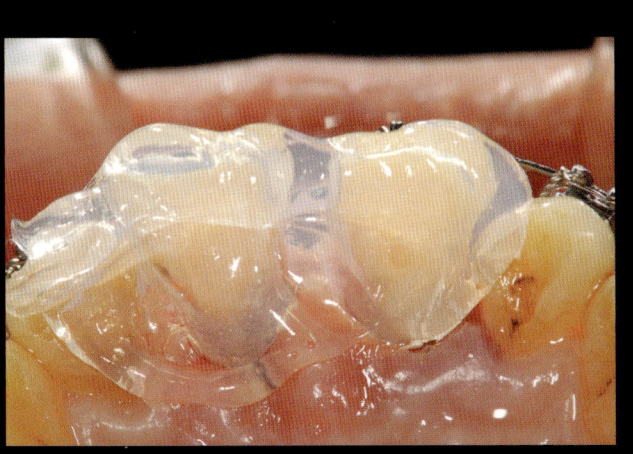

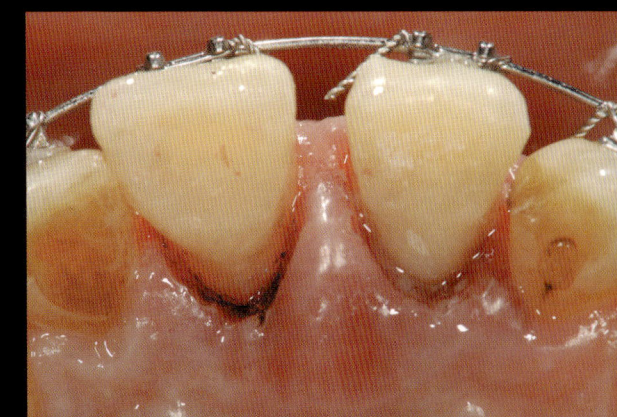

診断用ワックスアップのコアを透明シリコーンで採得し，コア内面にCRを塡塞して光照射を行った．

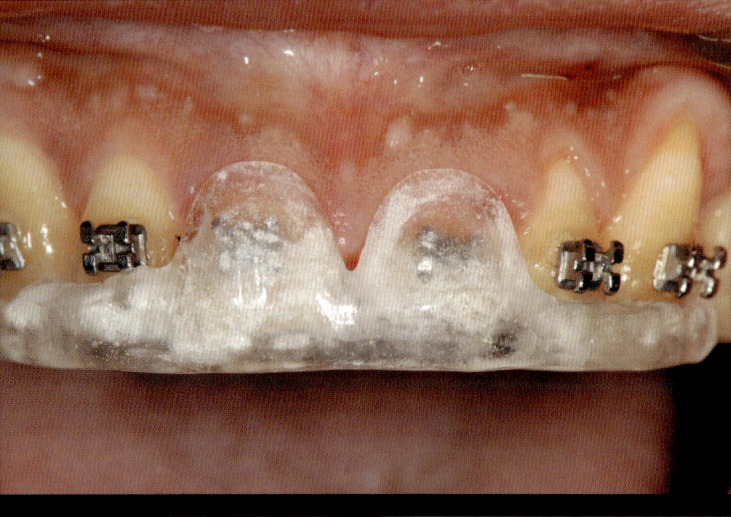

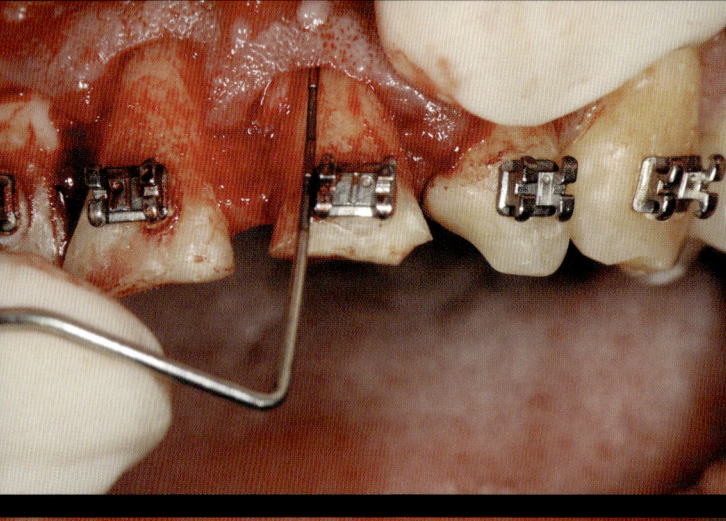

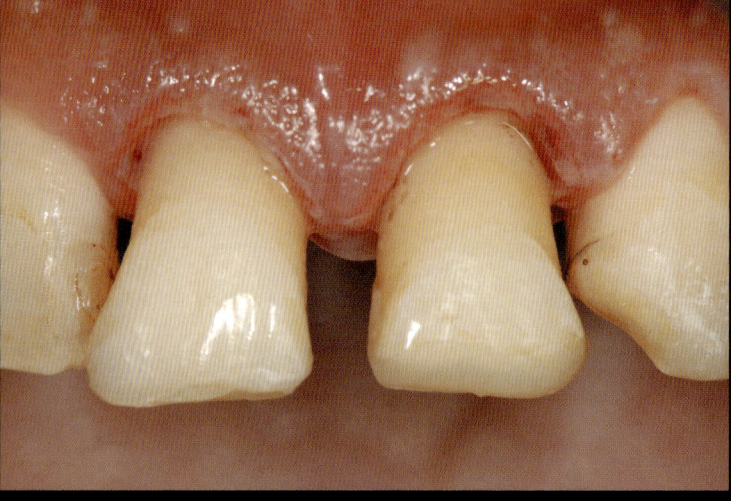

1|1唇側はエキストルージョンした分，歯肉が歯冠側に移動しているため，角化歯肉の幅を確認しサージカルステントを用いて注意深く歯頸ラインをそろえた．生物学的幅径も確認している．

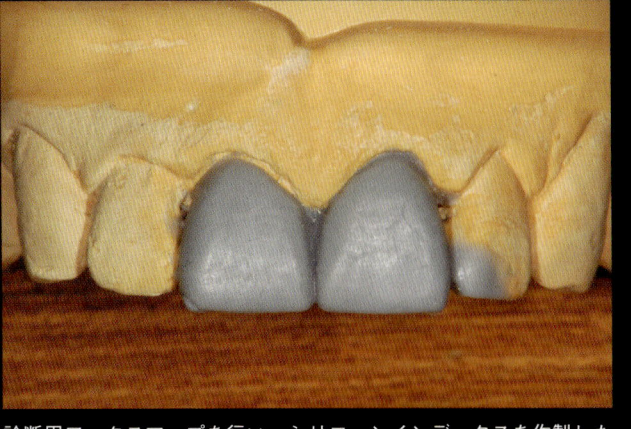

診断用ワックスアップを行い，シリコーンインデックスを作製した． シリコーンインデックスを用いて均一かつ最小限の形成を行った．

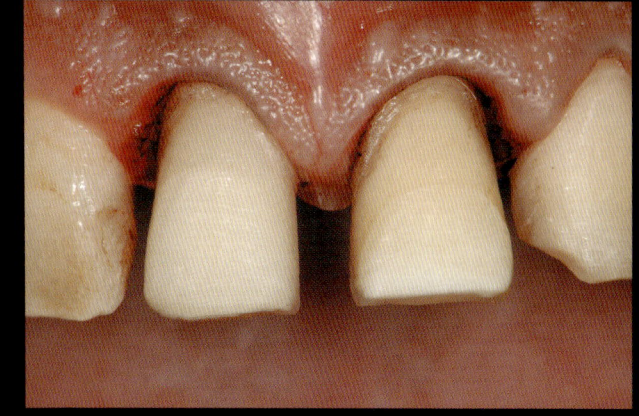

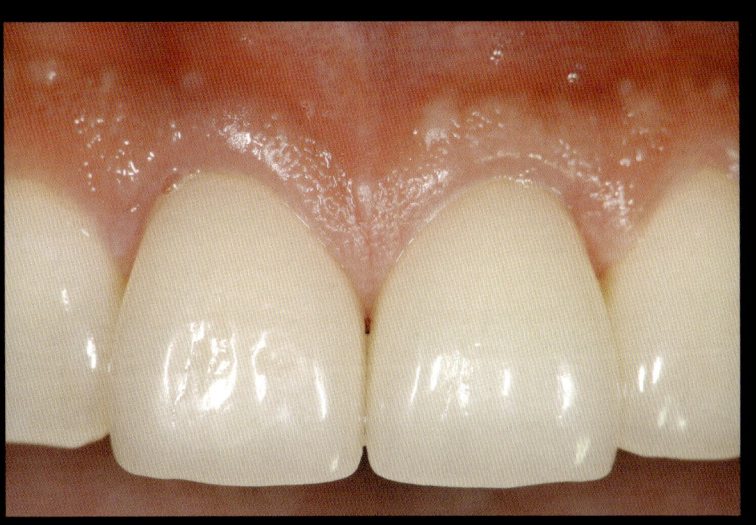

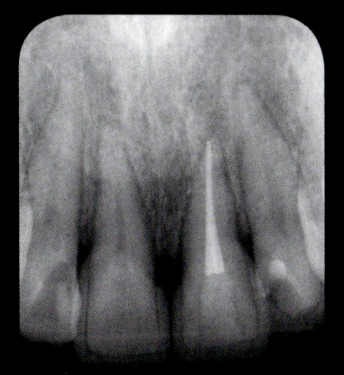

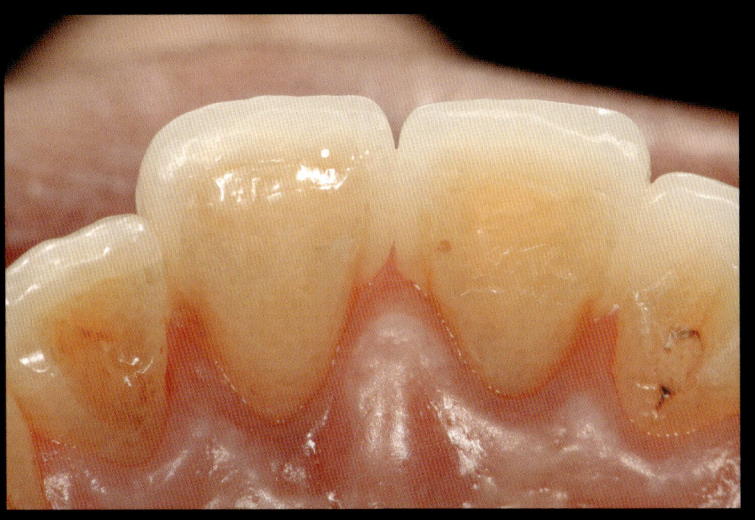

ラミネートベニア装着時．自然な仕上がりとなり，患者も満足した．1|1 歯根膜腔の拡大があるので注意深く経過をみていきたい．

索引 INDEX

あ
アクセンチュエイテッドシャンファー　78
アセトン　89
アンダーカット　77
アンレー　72
圧排糸　26, 29, 40

い
インサイザルハロー　44
インレー　72
色合わせ　14, 17, 70
Ⅰ級窩洞　24

う
ウォーキングブリーチ　20

え
エキストルージョン　105
エナメルシェード　57
エナメル質　2
　——の処理　82
エナメル小柱　24, 78

お
オフィスホワイトニング　64

か
カメレオン効果　14, 39, 56
カンチレバー　96
ガムピーリング　103
ガラスセラミックス　82
外傷　42, 104
拡大鏡　30

き
キャラクタライズ　36, 54
器材　30, 88
矯正的挺出　28
曲面マトリックス　30

く
クレーズライン　55
グレースケール　70

け
ケプラー式ルーペ　89
形成用バー　88
研磨用器材　31

こ
コンサルテーション　4, 12, 74, 92, 100
根面齲蝕　28, 40
Ⅴ級窩洞　24

さ
サージカルステント　59
サンドウィッチテクニック　104
彩度　14
Ⅲ級窩洞　24

し
シェードガイド　63
シェードテイキング　70
シャンファー　97
シラン　83
シランカップリング処理　82, 85
シリコーンインデックス　43, 60, 74, 80
歯冠幅径の回復　50
歯間空隙の閉鎖　46
歯根近接　72
歯周基本治療　22
歯周外科処置　28
歯肉圧排　81
歯面処理　84
歯面清掃　38
自費診療　30
色相　14
失活歯　20
絞り（F値）　71
充填用ステント　60
診断用ワックスアップ　42, 48, 74, 98

す
ステイン材　31
スリーステップシステム　2

せ
セパレート　72
セラミックアンレー　78, 93
セラミックインレー　76, 93
セラミックスの処理　82
正中離開　46
接着　2, 82, 84
接着操作用器具　89
線角　76
前処置　22

そ
装着　84
象牙質の処理　82

ち
チッピング　26, 56, 93
知覚過敏　64
治療期間　13

108

長石系セラミックス 82

つ
ツーステップシステム 2
ツール 12

て
ティント 14, 54
テトラサイクリン 20, 100
ディスキング 58
デジタルカメラ 70
デュアルキュアタイプ 84

と
トランスシェード 57
トンネル窩洞 24

な
ナイトガード 17, 26, 92, 95

に
二次齲蝕 24, 86
Ⅱ級窩洞 24

は
バイオフィルム 22, 38
バイタイリング 17, 18, 31
バックウォール 17, 18, 26, 43
バットジョイント 81

ひ
表面反射ミラー 88

ふ
フェイルセーフ 13
フッ酸 84

フッ酸処理 82, 97
フリーハンド 18, 60
フロアブルレジン 26, 32, 35
プラークコントロール 26
プライマー 89
プルスルーテクニック 17
プレパレーション 24
プレパレーションデザイン 76
プロビジョナル 74
プロビジョナル用材料 89
賦形 17
筆 30

へ
ベベル 17, 18, 26
変色 100
変色歯 72

ほ
ホームホワイトニング 65
ホワイトニング 17, 18, 20, 62, 100
ホワイトマージン 24

ま
マイクロスコープ 89
マスキング 18
マニュアル 4
マメロン構造 57, 60

み
ミーティング 4
ミニスロット窩洞 24
未重合層 84

め
メインテナンス 26, 86

明度 14, 70

も
モックアップ 59, 66, 74, 80, 96

よ
Ⅳ級窩洞 24

ら
ラウンデッドショルダー 78
ラバーダム 17, 18, 34
ラミネートベニア 72, 80, 100

り
リプレース 86
リペア 26, 86
リン酸処理 97

れ
レイヤリング 14, 18, 45
レジンセメント 84

わ
ワンステップシステム 2

L
LOT 48

M
MI 4, 12

P
PMTC 22, 62, 86, 100

【編著者略歴】

井上　優
　1998年　九州歯科大学卒業
　2005年　福岡県福岡市開業（優・井上歯科クリニック）

荒木秀文
　1989年　福岡歯科大学卒業
　1992年　福岡県春日市開業（荒木歯科医院）

泥谷高博
　1991年　九州大学歯学部卒業
　1996年　福岡県糟屋郡開業（ひじや歯科医院）

自費診療のための
ステップアップ審美修復　　ISBN978-4-263-44442-9
2015年6月25日　第1版第1刷発行

編集代表　井　上　　優
発　行　者　大　畑　秀　穂
発　行　所　医歯薬出版株式会社
〒113-8612 東京都文京区本駒込1-7-10
TEL. (03)5395-7634(編集)・7630(販売)
FAX. (03)5395-7639(編集)・7633(販売)
http://www.ishiyaku.co.jp/
郵便振替番号　00190-5-13816

乱丁，落丁の際はお取り替えいたします　　印刷・三報社印刷／製本・皆川製本所
© Ishiyaku Publishers, Inc., 2015. Printed in Japan

本書の複製権・翻訳権・翻案権・上映権・譲渡権・貸与権・公衆送信権（送信可能化権を含む）・口述権は，医歯薬出版(株)が保有します．

本書を無断で複製する行為（コピー，スキャン，デジタルデータ化など）は，「私的使用のための複製」などの著作権法上の限られた例外を除き禁じられています．また私的使用に該当する場合であっても，請負業者等の第三者に依頼し上記の行為を行うことは違法となります．

JCOPY ＜（社）出版者著作権管理機構　委託出版物＞
本書をコピーやスキャン等により複製される場合は，そのつど事前に（社）出版者著作権管理機構（電話　03-3513-6969, FAX 03-3513-6979, e-mail:info@jcopy.or.jp）の許諾を得てください．